卫生监督现场
快速检测技术指南

国家卫生计生委卫生和计划生育监督中心　编著

主　　　编　胡　光　高小蔷
副 主 编　谷京宇　闫军
编委会成员（按姓氏笔画排序）

王　兵　成　懋　刘晓霞　邸金茹　林　琳
娄　云　秦红梅　贾　珉　章祥清　巢　霞
翟廷宝

人民卫生出版社

图书在版编目（CIP）数据

卫生监督现场快速检测技术指南/国家卫生计生委卫生和计划生育监督中心编著. —北京：人民卫生出版社，2018

ISBN 978-7-117-27476-0

Ⅰ.①卫…　Ⅱ.①国…　Ⅲ.①卫生检验-指南　Ⅳ.①R115-62

中国版本图书馆 CIP 数据核字（2018）第 263775 号

人卫智网	**www.ipmph.com**	医学教育、学术、考试、健康，购书智慧智能综合服务平台
人卫官网	**www.pmph.com**	人卫官方资讯发布平台

版权所有，侵权必究！

卫生监督现场快速检测技术指南

编　　著：国家卫生计生委卫生和计划生育监督中心
出版发行：人民卫生出版社（中继线 010-59780011）
地　　址：北京市朝阳区潘家园南里 19 号
邮　　编：100021
E - mail：pmph @ pmph.com
购书热线：010-59787592　010-59787584　010-65264830
印　　刷：河北新华第一印刷有限责任公司
经　　销：新华书店
开　　本：710×1000　1/16　印张：11
字　　数：203 千字
版　　次：2019 年 2 月第 1 版　2019 年 11 月第 1 版第 2 次印刷
标准书号：ISBN 978-7-117-27476-0
定　　价：32.00 元

卫生执法监督工作是依法推动健康中国建设、保障医药卫生体制改革、促进卫生系统法律法规有效实施、维护人民群众健康权益的有力保障。现场快速检测是卫生执法监督工作的重要技术手段,在日常卫生监督执法、应对突发公共卫生事件现场处置和重大活动卫生保障中发挥了重要作用。目前,我国卫生监督现场快速检测的标准方法和结果判定标准不够完善,缺乏对仪器设备、现场检测环境条件、现场检测记录及报告等质量控制的统一要求,在一定程度上影响了卫生执法监督效率。

卫生执法监督工作观念的转变和职能的调整,对现场快速检测工作提出了更高的要求。《"十三五"全国卫生计生监督工作规划》明确提出:加强现场快速检测技术应用,完善现场快速检测质量管理体系,规范设备管理和使用。健全现场快速检测方法标准,做好现场快速检测技术与监督执法工作的衔接配合,提高用技术手段在现场及时发现问题的能力。为加强现场快速检测的质量控制,提高检测结果的准确性和可靠性,从而推进现场快速检测技术在执法监督工作中的应用,国家卫生计生委卫生和计划生育监督中心组织编写了《卫生监督现场快速检测技术指南》一书。本书分为概述、现场快速检测技术规程、现场快速检测质量控制要求三章,同时将现场快速检测文书示例和应用案例作为附录。本书明确了现场快速检测适用范围和仪器设备选择原则、常用指标和标准以及现场快速检测关键点的控制等内容,适用于各级卫生执法监督机构开展的现场快速检测工作。

国家卫生计生委卫生和计划生育监督中心自 2002 年成立以来,大力推进现场快速检测技术在执法监督工作中的应用,在卫生监督现场快速检测技术研究与应用、标准方法研制、人才队伍建设、设备规范化管理等方面做了大量卓有成效的工作。

本书的作者为长期从事卫生监督现场快速检测工作和实践的专家,本书融入了他们长期积累的工作经验,使其具有较高的参考价值。

编 者
2018 年 8 月

目 录

第一章

概　述

第一节　定义和范畴

卫生监督是一项具有专业性、技术性和科学性的综合行政执法工作,而卫生监督现场快速检测更是卫生监督执法技术含量的重要体现。现场快速检测一般是指在采样现场进行,利用便携式检测仪器、相关试剂快速得到检测结果的一种检测方式。根据《卫生监督现场快速检测通用技术指南》(WS/T 458—2014)对卫生监督现场快速检测的定义为:"卫生监督人员在卫生监督工作现场,通过物理、化学、生物学等检测方法,对场所、设施、健康相关产品、从业人员等进行卫生学检测,并在较短时间内获得检测数据和结果的检测活动。"

现场快速检测技术的应用,为卫生监督工作提供了方便、快捷、可靠的技术支持,是突发公共卫生事件现场科学处置、日常卫生监督、重大活动卫生保障工作中不可或缺的重要组成部分。

近年来,随着微纳制造、生物科技、新材料、移动互联网信息技术等高科技的快速发展,使得现场快速检测技术不断向实时、定量和检测设备小型化的方向发展。

第二节　开展现场快速检测工作的重要性和必要性

现场快速检测是卫生监督执法工作的重要技术手段和技术支撑,是卫生监督体系建设的重要组成部分,原卫生部在《关于卫生监督体系建设的若干规定》(2005年卫生部部长令第39号)《卫生监督机构建设指导意见》《关于卫生监督体系建设的实施意见》《卫生监督机构装备标准(2011版)》均要求各级卫生监督机构配备必要的现场快速检测设备和防护设备,开展现场快速检测技术培训,规范设备使用,提高执法技术水平。《卫生监督现场快速检测通用技术指南》(WS/T 458—2014)对各级卫生监督机构现场快速检测的相关工作提出了具体要求。因此,开展卫生监督现场快速检测工作,对完善卫生监督体系建设、提高卫生监督执法手段和现场执政能力,具有重要的作用和意义。

传统实验室检测对于卫生监督执法的局限性,如实验室检测周期长;部分检测指标易降解或不稳定,无法采集送实验室检测,如生活饮用水余氯、二氧化氯等指标;公共场所室内有毒有害气体指标因瞬时性强,随时间、温度变化,实验室检测结果误差大,均需在现场检测。

突发公共卫生事件的处理更需要现场快速检测技术对可疑物质进行现场快速筛查,为事件的及时控制和采取积极有效的应对措施提供科学依据。

第三节　现场快速检测的特性和影响因素

（一）特性

1. 快速且在现场获取结果,大大缩短检测周期。

2. 检测仪器小型便携。

3. 使用样本量少,甚至不需要样本。

4. 检测操作简单,非专业技术人员经相关培训即可操作。

5. 相对实验室检测,大大简化检测前期的准备、样品处理和实验操作等步骤,检测成本低。

（二）影响因素

现场快速检测与传统实验室检测相比,虽然有着无可比拟的优点,但是现场快速检测在卫生监督执法中的使用和应用方面不尽人意,究其原因主要有以下几个方法因素:

1. 现场快速检测在卫生监督执法工作中的法律定位不明确。目前现场快速检测技术虽然作为卫生监督执法的技术支撑之一,但也主要是作为卫生监督工作中的一种事前筛查手段,其检测结果特别是不合格结果均需送实验室复检,突发公共卫生事件的快速检测应明确法律定位。

2. 现场快速检测质量管理体系不完善,相关技术标准缺乏。现场快速检测技术最近十年发展迅速,国家及相关行业在质量管理体系建设方面滞后或不完善,大部分按照实验室检验检测要求进行管理,没有建立适合现场快速检测特点的质量管理体系。

3. 检测仪器的质量和技术要求不统一。目前,现场快速检测仪器种类繁多,质量参差不齐,不同企业生产的仪器和配套的试剂质量和技术要求不统一,在设备购置、技术培训和售后服务上存在一定的困难。

4. 仪器使用过程中影响因素多。现场快速检测与实验室检测模式不同,检测人员的检测能力、检测的环境条件和仪器性能对检测结果的影响比较大,甚至出现双假结果（假阳性、假阴性）,因此每一次检测过程均要及时识别和排除相关影响因素。

第四节 分 类

现场快速检测技术近年来发展迅速,主要得益于一些新技术的应用,现场快速检测产品的发展经历了第一代定性检测(试条试纸),第二代半定量(色板卡),第三代全定量便携仪器,第四代技术平台(自动化信息化智能化)。

与卫生监督应用密切相关的技术主要根据检测要求和检测原理进行分类:

1. 根据检测要求分类

表 1-4-1　根据检测要求进行分类

分类	适用范围	结果表述	备注
定性检测	能够快速检测被检样品中有无有毒有害物在	阳性或阴性	
限量检测	有毒有害物是否超过规定限值或有害成分是否达到规定标准值	合格或不合格	
半定量检测	计算出被测参数的大约含量	合格或不合格（或大约含量）	pH 测试纸、余氯测试盒、戊二醛测试卡等
定量检测	适用于大多数理化指标	具体数值	CO 测定仪,多参数水质测定仪等

2. 根据检测原理分类

表 1-4-2　根据检测原理进行分类

分类	方法原理	备注
物理法	根据物质本身物理性质进行检测	如温度、湿度等检测
分光光度法（不分光光度法）	通过被测物质的特点在波长处或一定的波长范围内的吸收度进行检测	如多参数水质测定仪
电化学法	根据传感器对某些化学分子的敏感性	如甲醛测定仪（电化学法）
酶联免疫法	以酶作为标记物的免疫分析法	
免疫渗透及免疫层析法	免疫分析法	微生物检测
生物传感器法	通过光学和电化学方法识别酶和抗体	微生物检测
生物芯片法	通过蛋白质之间的相互作用	微生物检测

第五节 应用范围

卫生监督机构开展的现场快速检测与疾病预防控制机构承担的实验室检测均为卫生监督执法的技术支撑,但随着卫生监督职责的日益清晰,卫生监督检测的工作重心逐渐向加强现场监督的能力和规范现场检测行为上转变,更加凸显现场快速检测技术在突发公共卫生事件的处置作用,同时又是日常卫生监督检查工作补充和重大活动卫生保障的重要手段。

(一)突发公共卫生事件的应急处置

突发公共卫生事件的应急处置首先要对事发现场的可疑因子进行快速筛查,查找事故原因,及时采取有效的应对措施。

现场快速检测技术,是高科技成果在卫生监督执法领域中的应用,是目前传统实验室尚未达到的检测技术。在突发公共卫生事件中使用现场快速检测技术,能现场快速查找事故原因,为突发公共卫生事件的控制、中毒人员的抢救及采取正确的应对措施提供科学依据。

(二)日常卫生监督执法检查

传统的卫生监督执法检查主要查看管理相对人的技术资料、档案资料,以及通过眼看、手摸、鼻闻等传统监管手段,难以发现潜在的安全问题和存在的风险环节。

应用现场快速检测技术能够现场及时发现安全隐患,初步认定风险的存在,能充分发挥公共场所卫生、生活饮用水、学校卫生等公共卫生以及医疗机构卫生监督的检查效能,不仅提高卫生监督人员的执法形象,更能提高卫生监督执法的技术含量和管理效力。

(三)重大活动保障

随着我国对外开放和国际交流的不断增多,每年在我国举办的国内、国际大型活动不断越来越多,其中公共场所室内空气质量及饮用水水质安全和传染病监控等在重大活动保障越发重要。因此在重大活动保障中进行现场快速检测,建立在线预警平台,能够及时对公共卫生影响因素进行检测分析,评估卫生事件发生风险,加强重点环节监督检查,采取及时有效的应对措施,确保各项活动的顺利进行,因此现场快速检测是重大活动安全保障的有效手段。

第六节　现场快速检测仪器的主要技术指标和选择原则

（一）现场快速检测仪器主要技术指标

技术指标主要有测量范围、检测限、稳定性（包括零点漂移和量程漂移及噪声）、响应时间、精密度（包括重复性、再现性）、抗干扰能力和准确度等。

用于卫生监督现场监测的仪器应至少考虑测量范围包括 0~10 SCS 为国家标准限值，检测限应小于或等于 1/5 SCS 为国家标准限值，响应时间一般小于 5 分钟等。

（二）现场快速检测仪器选用原则

现场快速检测仪器多种多样，针对不同的监督目的，选择检测仪器的要求也会有所不同，应当根据监督目的来判断可能需要检测的项目，从而选择相应的检测仪器。选择仪器的前提是必须符合国家相关检测评价标准及技术规范。

1. 应根据检测目的、对象、被测指标、检测方法、仪器的性能指标等要素对仪器进行综合评价。

2. 确保选择的现场快速检测仪器能应用于被测环境，使用的检测方法符合相应标准要求，必要时可以通过对比和现场验证，对仪器是否适合现场快速检测使用进行考察。

3. 优先选择体积小、重量轻、操作简便、直观快捷、符合人体工效学的仪器设备，以便于现场检测人员的操作和使用，同时确保在突发事件应急处置等情况下的快速应用。

4. 选择的快速检测仪器应易于维护，有对应强检标准，能满足定期校准和期间核查要求。

5. 优先选择软件操作简便、智能化程度高（包括自动计算、换算及分析等）、提供参数多、可外接数据存储和输出设备、有多种电源配置的仪器。

6. 对于一些检测人员不宜直接接触的检测对象，应当配备如三脚架、延长杆等辅助装置。

（三）放射卫生现场监测仪器选用原则

开展放射卫生监督工作时，应根据被检设备、场所的辐射特性，选用与其性能匹配（其功能、量程范围、探测器、能量响应等）的检测设备；还应考虑其电源条件。对于同等性能的设备，应尽可能选择建立读数较快的设备。同时，所选用的设备应具备有效的检定/校准证书。

设备选择时应注意，对于射线的种类及性质清楚的场所，应选用针对性较强的仪器；对于辐射场性质不清楚的场所，应选用带有多用探头的监测仪或携带多种监测仪。量程范围应注意一般要求测量设备的量程下限值至少应在个人剂量限值的 1/10 以下,上限根据具体情况而定。从几种探测器的性能看,电离室型较好,闪烁型次之,计数管较差。在防护监测仪器中,对数百千电子伏以上的光子来说,能量响应差别不大;对 100keV 以下的光子,就需要注意设备的能量响应性能与被测光子的能量是否相适应。

第七节　开展现场快速检测工作的基本程序

现场快速检测工作应包括:检测方案、检测前准备、现场勘查、检测点的设置、现场采样和检测、数据处理和结果报告。根据《卫生监督现场快速检测通用技术指南》(WS/T 458—2014),具体要求如下:

(一)应明确现场检测对象和工作内容,制定具体检测方案

主要包括:

1. 检测目的与要求。

2. 确定检测项目、检测方法,以及采样方法(必要时)。

3. 使用仪器设备、辅助装置、采样工具、试剂、容器、安全防护用品。

4. 检测环境条件要求。

5. 记录表格、数据处理方法、结果报告方式与要求。

6. 检测内容实施顺序、检测时间与地点。

(二)根据制定的检测方案,安排人员,准备器具、材料、文件和表格等

1. 检测人员不少于 2 名。

2. 检查所用的现场检测仪器,所用设备的性能、规格及状态应符合相应的技术要求,所用计量仪器的检定期均在有效期内。

3. 采样器应于每次采样之前进行流量校正。使用定时装置控制采样时间的采样,应校正定时装置。

(三)现场勘查,确定检测点或采样点。

1. 现场勘查内容包括检测对象(工作场所)的周边环境、工作场所的内部布局、工作流程、工作地点的卫生状况和环境条件、卫生防护设施及其使用情况、个人防护设施及使用状况等。

2. 根据检测目的、现场勘查情况和相应的检测规范,选取能反映现场实际情况,且有代表性的场点设置检测点或采样点。

3. 绘制检测场所采样点或检测点分布图。

(四)现场检测

1. 检测人员应按仪器设备操作说明或作业指导书的要求在实施检测前核验零点、测量量程及灵敏度响应值无误后方可进行。必要时,可使用参考物质/标准物质进行验证。

2. 检测前应记录检测场所的环境条件,在检测过程中,环境条件(如温度、湿度、风速、气压等)应满足仪器性能及检测方法规定的要求,当环境条件可能影响到检测结果的正确性和有效性时,立即停止检测活动。

3. 结束检测时,需要确认仪器设备状态是否符合技术要求。如发现存在的问题可能导致质疑本次检测数据有效性时,应立即查找原因,确定是否需要重新安排检测。

4. 对于直接接触危及健康的检测对象或环境时,检测人员应佩戴个人安全防护用具,如防毒面具、呼吸防护器具、护目镜、减噪耳塞(罩)、防护服、安全帽、安全鞋、防护手套等。

5. 检测结束后,检测产生的废弃物不得遗留在检测现场,并按相关规定处理。

(五)检测过程信息(原始记录)应在检测中实时记录,不得事后追记或誊写内容

主要包括:

1. 检测对象/项目名称、检测任务/样品唯一性编号及状况。

2. 地点和时间。

3. 采样地点和布点图。

4. 检测依据和方法。

5. 使用仪器设备名称及编号、采用器具。

6. 检测时的环境条件(适用时)。

7. 检测过程得到的数据、图谱、影像,观察到的现象,计算公式和导出数据,检测结果的量值。

8. 对检测中发生的异常现象、意外情况的描述。

9. 检测人员签字及日期。

10. 被检测方陪同人员的签字及日期或对其拒绝签字的描述。

(六)出具检测结果或编制现场快速检测报告

1. 依据国家技术规范和要求,出具现场快速检测的结果数据,检测结果应正确使用法定计量单位,有效数字及其修约符合要求。

2. 通过计量认证的监督机构应当按照规范要求和程序,以书面形式及时向被检测单位出具检测报告。

3. 现场检测所形成的记录与报告应及时整理并存档。

第二章

现场快速检测技术规程

第一节　生活饮用水

一、概述

通过对包括集中式供水单位的出厂水、管网水,二次供水单位的二次供水水质等进行快速检测,可快速获得反映现场卫生状况的必要数据。在经常性卫生监督检查中,以快速检测技术作为筛查手段,有针对性地开展检测,如依据对生活饮用水中余氯含量、氟化物、pH、重金属如铬、铜、锰等多项指标的现场检测结果,可快速对饮用水卫生状况等做出初步评价,进一步提高卫生监督工作的科学性和管理效力。

引用标准:

注:下列文件对于本章节的应用是必不可少的,其最新版本(包括所有的修改单)均适用于本章节,请在使用前做好查新工作。

《生活饮用水卫生标准》GB 5749—2006

《生活饮用水标准检验方法》GB/T 5750—2006

二、检测参数

1. 浑浊度

(1)检测意义:浑浊度是反映生活饮用水物理性状的指标,是光线透过水层受到阻碍的程度,表示水层对于光线散射和吸收的能力。生活饮用水浑浊度主要是由于水源水中悬浮颗粒物未经去除而造成,或是配水系统中沉积物重新悬浮起来而形成,也可能来自某些地下水中存在的无机颗粒物或配水系统中生物膜脱落,因此浑浊度指标的高低与悬浮物质的性状和数量有关,水中悬浮物质愈多,水的浑浊度就愈高,透明度愈低,通过对水样的散射光的强度进行测定,强度越大,浑浊度越高。

（2）检测依据

《生活饮用水卫生标准》GB 5749—2006

《生活饮用水标准检验方法 感官性状和物理指标 浑浊度》GB/T 5750.4—2006（2.1）

（3）检测原理:《生活饮用水标准检验方法》（GB/T 5750—2006）规定的检测方法为散射法和目视比浊法,其中散射法为现场检测的主要测定方法。散射法的检测原理是用福尔马肼标准混悬液散射光的强度和水样散射光的强度进行比较。散射光的强度越大,表示浑浊度越高。浊度仪利用光源发出光束穿过含有待测样品的样品池,检测器中的传感器处在与发射光线垂直的位置上,它检测由样品中的悬浮颗粒散射的光量,仪器通过硅光二极管检测器进行光电转换,并显示为数字形式在屏幕上显示结果。

（4）操作要点

1）使用浑浊度仪进行现场快速检测,在检测前应按照说明书要求进行校准。

2）取样前应混匀样品,检测前应用软布擦去瓶身上的水滴和指印。如瓶壁较脏或出现划痕,将几滴硅树脂滴在瓶身上,用软布擦开,使瓶身上有一层薄而均匀的油。

3）在现场检测时,应避免浊度仪过长时间地暴露于紫外光或太阳光下,测量过程中应确保仪器放在平整的表面,不可将仪器拿在手上。测量或等待时都要将测量室的盖子盖上。

（5）结果判定:《生活饮用水卫生标准》（GB 5749—2006）规定,生活饮用水浑浊度不超过1NTU,水源与净水技术条件限制时为3。

2. 游离氯

（1）检测意义:游离氯的氯化消毒杀菌能力强,是我国目前饮水消毒的主要方法。用氯及含氯化合物消毒饮用水时,经过水解生成游离性氯。氯与细菌作用的同时还要氧化水中的有机物和还原性无机物,其需氯的总量称为需氯量。为保证其消毒效果,加氯量必须超过需氯量,使在杀菌和氧化后还能剩余一部分有效氯。加入氯经过一定时间的接触后,水中所剩余的有效氯称为余氯。余氯分为游离氯和化合性余氯,游离氯（次氯酸、次氯酸盐离子、溶解的单质氯形式存在）较化合性余氯（氯胺、有机氯胺形式存在）杀菌作用强。供水单位的氯消毒工艺决定了水中余氯的类型。

（2）检测依据

《生活饮用水卫生标准》GB 5749—2006

《生活饮用水标准检验方法 消毒剂指标 游离余氯》GB/T 5750.11—2006（1.1）

（3）检测原理：测定游离氯的方法有 N, N- 二乙基对苯二胺（DPD）分光光度法、碘量法、DPD- 硫酸亚铁铵测定法、和邻联甲苯胺比色法。其中 N, N- 二乙基对苯二胺（DPD）分光光度法为现场检测的标准方法。N, N- 二乙基对苯二胺（DPD）分光光度法适用于经氯化消毒后的生活饮用水的游离氯和各种形态的化合性余氯的测定，可测定游离氯含量较低的水样。检测原理是 N, N- 二乙基对苯二胺（DPD）与水中游离氯迅速反应而生成红色，再由样本及空白水样间所吸收的光能量差，与标准液的能量吸收值相比较，便可确定待测水样的游离余氯浓度。

（4）操作要点

1）使用余氯比色计进行检测。

2）检测时先在比色瓶中加入 10ml 水样作为空白样校 0，再在另一比色瓶中加入 10ml 水样作为测定样，并立刻加入一包 DPD Free 粉包，盖好并轻摇 20 秒，从加入粉包计时 1 分钟内将测定样比色瓶放入测量槽并读数。

3）在测定游离氯时，必须选择标注 DPD Free 的粉包。

4）测定游离氯的水样不能保存，必须现场采集快速测定。

5）余氯检测仪为光学测量仪器，必须保证样品瓶的清洁，避免样品瓶的污染对测定产生干扰，通常在检测前可用软布擦拭样品瓶，避免留下水滴或指印，不要让比色瓶及测量槽中有指印、油污或灰尘。

（5）结果判定：《生活饮用水卫生标准》（GB 5749—2006）规定，生活饮用水出厂水游离氯不小于 0.3mg/L 且不大于 4mg/L；管网水游离氯不小于 0.05mg/L。

3. 一氯胺（总氯）

（1）检测意义：余氯分为游离余氯和化合性余氯，供水单位在采用氯氨消毒法时，水中产生的主要是以一氯胺为主的化合性余氯。氯胺消毒法水中产生的消毒副产物较少，形成的化合性余氯有利于保持供水管网氯残留，从而维持较耐久的消毒作用。总氯指游离余氯或化合性余氯，或两者共存形式存在的氯。采用氯胺消毒法，理论上讲总氯应该是氯胺与游离氯的总和，但是由于高水平的氯胺对游离氯的检测会产生影响，在氯胺消毒中，游离氯的浓度精确值不能够被测量，因此无法用氯胺和游离氯的和来计算总氯，而通常以一氯胺量来代表总氯含量。

（2）检测依据

《生活饮用水卫生标准》GB 5749—2006

《生活饮用水标准检验方法　消毒剂指标　氯胺》GB/T 5750.11—2006（3.1）

（3）检测原理：测定一氯胺的方法有 N, N- 二乙基对苯二胺（DPD）分光光度法、碘量法、DPD- 硫酸亚铁铵测定法、和邻联甲苯胺比色法。和测定游离氯一样，N, N- 二乙基对苯二胺（DPD）分光光度法也是一氯胺的现场检测的标准方法。

（4）操作要点

1）使用余氯比色计进行检测，测定方法基本同游离氯测定方法，不同的是在测定水样中加入的试剂包是 DPD Total 的粉包，并从加入粉包需要计时3分钟内将测定样比色瓶放入测量槽并读数。

2）在含有机物或其他还原性无机物时，或阳光或其他强光直射下，溶液中的一氯胺仍会很快分解而减少。因此，测定一氯胺的水样不能保存，应现场采集快速测定。

3）保证样品瓶的清洁，避免样品瓶的污染对测定产生干扰。

（5）结果判定：《生活饮用水卫生标准》（GB 5749—2006）规定，生活饮用水出厂水一氯胺不小于 0.5mg/L 且不大于 3mg/L；管网水游离氯不小于 0.05mg/L。

4. 二氧化氯

（1）检测意义：二氧化氯是一种良好的消毒剂，具有广谱杀菌性，除对一般的细菌有杀灭作用外，对大肠杆菌、异养菌、铁细菌、硫酸盐还原菌、脊髓灰质炎病毒、肝炎病毒、蓝氏贾第鞭毛虫包囊、尖刺贾第鞭毛虫包囊等也有很好的灭活作用。由于二氧化氯对一般的细菌、病毒的杀灭作用强于氯，其消毒效果受 pH 的影响不大，而且二氧化氯几乎不与水中的有机物作用而生成有害的卤代消毒副产物，因此和传统的氯消毒相比，二氧化氯消毒后的有机副产物较少且毒害作用较轻。

（2）检测依据

《生活饮用水卫生标准》GB 5749—2006

《生活饮用水标准检验方法　消毒剂指标　二氧化氯》GB/T 5750.11—2006（4.4）

（3）检测原理：测定二氧化氯的方法有 N，N- 二乙基对苯二胺硫酸亚铁铵滴定法、碘量法、甲酚红分光光度法与现场测定法。其中现场测定法是现场检测的标准方法。现场测定法的检测原理是水中二氧化氯与 N，N- 二乙基对苯二胺（DPD）反应产生粉色，其中二氧化氯中 20% 的氯转化为亚氯酸盐，显色反应与水中二氧化氯含量成正比，于 528nm 波长下比色定量。现场快速检测中使用到的甘氨酸，是为了将水中的氯离子转化为氯化氨基乙酸而不干扰二氧化氯的测定。

（4）操作要点

1）使用二氧化氯比色计进行检测。

2）检测时先在比色瓶中加入 10ml 水样作为空白样校 0，再在另一比色瓶中加入 10ml 水样作为测定样，加入 4 滴甘氨酸溶液并摇匀，并立刻加入一包 DPD Free 粉包，盖好并轻摇 20 秒，静置 30 秒。从加入粉包计时 1 分钟内将测定样比色瓶放入测量槽并读数。

3）必须保证样品瓶的清洁,避免样品瓶的污染对测定产生干扰,通常在检测前可用软布擦拭样品瓶,避免留下水滴或指印,不要让比色瓶及测量槽中有指印、油污或灰尘。

4）现场检测时,避免仪器过长时间地暴露于紫外光或太阳光下,测量或等待时都要将测量室的盖子盖上。

5）结果判定:《生活饮用水卫生标准》（GB 5749—2006）规定,生活饮用水出厂水二氧化氯不小于 0.1mg/L 且不大于 0.8mg/L;管网水游离氯不小于 0.02mg/L。

5. pH

（1）检测意义:pH 是评价水质的一个重要参数,它反映了水中弱酸和弱碱的离解程度,对水质的变化、生物繁殖消长、水处理效果等均有影响。pH 小于 7 表示溶液呈酸性,pH 大于 7 表示溶液呈碱性。pH 是水处理操作上最重要的水质参数之一,在水处理的所有阶段都必须谨慎控制 pH,以保证可靠的水处理和消毒效果。水在净化处理过程中,由于投加混凝剂等,可使水的 pH 下降或升高,但 pH 过低可腐蚀管道,过高又可析出溶解性盐类并降低消毒效果。一般说来,饮用水理想的 pH 应为弱碱性,它较接近人体液的 pH。但由于人体对 pH 的强大调节能力,水的 pH 在一定范围内通常对人体健康没有直接影响。pH 低具有腐蚀性,pH 高有味道和滑腻感。

（2）检测依据

《生活饮用水卫生标准》GB 5749—2006

《生活饮用水标准检验方法   感官性状和物理指标 pH 值》GB/T 5750.4—2006（5.1）

（3）检测原理:测定 pH 的方法有玻璃电极法和标准缓冲溶液比色法两种。玻璃电极法准确,干扰少,标准缓冲溶液比色法简易方便。现场快速检测 pH 的常用检测仪器是 pH 计,采用的是玻璃电极法。其原理是以玻璃电极为指示电极,饱和甘汞电极为参比电极,插入溶液中组成原电池。当氢离子浓度发生变化时,玻璃电极和甘汞电极之间的电动势也随着变化,在 25℃时,每单位 pH 标度相当于 59.1mV 电动势变化值,在仪器上直接以 pH 的读数表示。同时在仪器上有温度差异补偿装置。此法可准确到 0.01 个 pH 单位。

（4）操作要点

1）使用 pH 计进行检测。

2）检测前必须经过 pH 标准溶液的校准。对于测量精度在 0.1pH 以下的样品,可以采用一点极准方法调整仪器,一般选用 pH6.86 或 pH7.00 标准缓冲液。

3）取样前混匀水样,取出电极用去离子水洗净并甩干,将电极浸入样品溶液,晃动后静止放置,显示稳定后直接读数。

4）每测量完一个样品后,电极探头均应用蒸馏水或去离子水洗净擦干。

5）水样采集后应立即测定。

6）测定结束后,应用蒸馏水洗净电极,并将电极浸于饱和 KCl 溶液中保存。

（5）结果判定:《生活饮用水卫生标准》（GB 5749—2006）规定,生活饮用水 pH 不小于 6.5 且不大于 8.5。

6. 硫酸盐

（1）检测意义:硫酸盐在地壳中含量丰富,一般从石膏、岩石中溶出,使得天然水中含有硫酸盐。饮用水中硫酸盐污染的来源主要为矿山、工业废水排放或者是含硫有机物污染。饮用水中硫酸盐浓度如果过高的话,容易使锅炉和热水器结垢。当饮水中硫酸盐浓度为 300~400mg/L 时,可察觉有不良的口味,同时也会造成配水系统的腐蚀。饮水硫酸盐含量较高,还可能产生缓泻效应,导致饮用者出现轻泻反应。

（2）检测依据

《生活饮用水卫生标准》GB 5749—2006

《生活饮用水标准检验方法　无机非金属指标　硫酸盐》GB/T 5750.5—2006（1.1）

（3）检测原理:测定硫酸盐的方法通常有称量法、EDTA 容量法、硫酸钡比浊法、硫酸苯肼法、亚甲蓝比色法、络合比色法、甲基麝香草酚蓝自动比色法、难溶性钡盐比色法、原子吸收间接法及离子色谱法等多种发放。其中称量法是比较经典的方法,但是称量法由于手续繁琐且不能测定浓度低于 10mg/L 的硫酸盐,目前在常规分析中已较少应用。硫酸钡比浊法反应条件较高,近年来对加入试剂的方式加以改进,获得较好精密度,水质现场检测用的就是硫酸钡比浊法。硫酸钡比浊法的检测原理为水中硫酸盐和钡离子生成硫酸钡沉淀,形成浑浊,其浑浊程度和水样中硫酸盐含量呈正比。

（4）操作要点

1）使用便携式多参数水质测定仪进行检测。

2）检测前通过触摸屏幕选择测定程序,或者直接输入程序对应的数字编码来选择。

3）取样前混匀样品。在样品池中加入适量样品液（空白样）校零,再在装有待测试样的样品池中加入 SulfaVer4 硫酸盐专用分析试剂混合,盖紧轻摇混合,反应 5 分钟并读数。如有硫酸盐存在,则会形成白色浑浊。

4）硫酸钡比浊法可测定低于 40mg/L 硫酸盐的水样,但试样的混合方式、反应时间、温度等均能影响测定结果,应控制操作条件的一致。

5）在现场检测时,务必将样品池的外壁擦干净,再将其放入光度计中进行测量。

（5）结果判定:《生活饮用水卫生标准》（GB 5749—2006）规定,生活饮用水硫酸盐不超过 250mg/L。

氨氮以游离氨或铵盐的形式存在于水中,两者的组成比例取决于水的pH。当 pH 高时,游离氨的比例较高,反之则铵盐的比例高。硝酸盐、亚硝酸盐、氨和有机氮,这几种形式的含氮化合物,可通过生物化学反应相互转化,均为氮循环的组成部分。在氯化消毒时,水中氨氮可与氯结合为杀菌能力较弱的氯胺,用氨氮对水质进行卫生学评价,应结合水样的微生物检验结果以及水的自净作用过程中其他含氮化合物的检测结果。饮用水中氨氮的来源可以是由于微生物的活动,或来自新陈代谢、农业和工业的加工处理过程、禽畜的大量饲养等。因此,水中的氨氮是水可能受细菌、污水和动物排泄物污染的指示物。《生活饮用水卫生标准》（GB 5749—2006）设定氨氮的含量不得超过0.5mg/L,其设定的限值标准,主要是基于水质管理需要,而非直接的人体健康效应。如果饮用水中氨氮超过此值,表示水源有机或生活污染较严重,水处理的净水消毒应予强化。

7. 色度

（1）检测意义: 颜色是由亮度和色度共同表示的,而色度则是不包括亮度在内的颜色的性质,它反映的是颜色的色调和饱和度。水的色度是对天然水或处理后的各种水进行颜色定量测定时的指标。天然水经常显示出浅黄、浅褐或黄绿等不同的颜色。产生颜色的原因是由于溶于水的腐殖质、有机物或无机物质所造成的。另外,当水体受到工业废水的污染时也会呈现不同的颜色。这些颜色分为真色与表色。真色是由于水中溶解性物质引起的,也就是除去水中悬浮物后的颜色,而表色是没有除去水中悬浮物时产生的颜色。这些颜色的定量程度就是色度。色度是评价感官质量的一个重要指标。

（2）检测依据

《生活饮用水卫生标准》GB 5749—2006

《生活饮用水标准检验方法 感官性状和物理指标 色度》GB/T 5750.4—2006（1.1）

（3）检测原理:《生活饮用水标准检验方法》（GB/T 5750—2006）规定的检测方法为铂-钴标准比色法。铂-钴标准比色法检测原理为:用氯铂酸钾和氯化钴配制成与天然水黄色色调相似的标准色列,用于水样目视比色测定。

规定 1mg/L 铂［以（$PtCl_6$）$^{2-}$ 形式存在］所具有的颜色作为 1 个色度单位,成为 1 度。即使轻微的浑浊度也干扰测定,浑浊水样测定时需要先离心使之清澈。现场快速检测色度的常用检测仪器是色度仪,其原理为在规定的条件下,用三色滤光片式光度计或简易型光谱光度计分析试样上的反射光,就可计算出颜色的坐标。

（4）操作要点

1）使用色度仪进行现场快速检测,在检测前应按照说明书要求进行校准。

2）必须保证比色瓶的清洁,避免比色瓶的污染对测定产生干扰。避免比色瓶及测量槽中有指印、油污或灰尘,瓶身留下水滴。通常在检测前可用软布擦拭比色瓶,使用合适的移液管将样品移入比色瓶中,检测时始终握住比色瓶的上部。

3）样品必须清洁且无浑浊,将样品缓慢注入比色瓶,以确保瓶壁和样品中没有气泡。气泡将导致读数错误。

（5）结果判定

《生活饮用水卫生标准》（GB 5749—2006）规定,生活饮用水色度（铂钴色度单位）不超过 15。

8. 电导率

（1）检测意义：电导率是用来描述物质中电荷流动难易程度的参数,指在介质中该量与电场强度之积等于传导电流密度,它是物体传导电流的能力。生活饮用水的电导率是以数字表示的水传导电流的能力,即水的电阻的倒数,通常用它来表示水的纯净度。它与水中矿物质有密切关系,可用于检测生活饮用水及其水源水中溶解性矿物质浓度的变化和估计水中离子化合物的数量。水的电导率与电解质浓度成正比,具有线性关系。水中多数无机盐是离子状态存在,是电的良好导体,但是有机物不离解或离解极微弱,导电率则微弱,因此电导率不能反映这类污染因素。水中溶解的电解质特性、浓度和水温对电导率的测定也有密切关系。

（2）检测依据

《生活饮用水卫生标准》GB 5749—2006

《生活饮用水标准检验方法　感官性状和物理指标　电导率》GB/T 5750.4—2006（6.1）

（3）检测原理：《生活饮用水标准检验方法》（GB/T 5750—2006）规定的检测方法为电极法。电导率测量仪的测量原理是将两块平行的极板,放到被测溶液中,在极板的两端加上一定的电势（通常为正弦波电压）,然后测量极板间流过的电流。根据欧姆定律,电导率（G）为电阻（R）的倒数,是由电压和电流决定的。电导率的基本单位是西门子（S），原来被称为姆欧，取电阻单位欧姆倒数之意。因为电导池的几何形状影响电导率值，标准的测量中用单位电导率 S/cm 来表示，以补偿各种电极尺寸造成的差别。单位电导率（C）简单地说就是所测电导率（G）与电导池常数（L/A）的乘积。这里的 L 为两块极板之间的液柱长度，A 为极板的面积。

（4）操作要点

1）使用电导率仪进行现场快速检测，在检测前应按照说明书要求进行校准。

2）测量电导率较低的样品时（<2μs），让样品远离氨气或一氧化碳。

3）含高氢氧化物的水先用酸性溶液预处理。水样未经处理导致测量值升高。样品的预处理：在溶液中加入 4 滴酚酞指示剂。边不停搅拌边加入酸性溶液直至颜色变为粉红色。再加少量氢氧化物溶液变为无色，加得多溶液变成黄褐色。由于加酸会增加溶液的电导率，因此在使颜色变化时，我们应加得尽可能少。

（5）结果判定：《生活饮用水卫生标准》（GB 5749—2006）中无电导率指标限值规定。

第二节　公共场所室内环境

一、概述

公共场所是根据公众生活和社会活动需要，人工建成的具有多种服务功能的封闭式或开放式或移动式的公共设施。公众是指不同性别、年龄、职业、民族或国籍、不同健康状况的个体组成的人群。因此，公共场所在给公众带来服务功能的同时也会有一些疾病传播的隐患。公共场所卫生监督检测正是通过卫生技术措施和卫生管理措施，有效控制疾病的传播，改善公共场所环境卫生，保障人体健康。

公共场所室内环境具有成分复杂性、受大气和人类活动的干扰易变性，不可重现性特点，不同种类场所结构不同，功能不同，存在的环境因素不尽相同，产生的健康问题可以多种多样，特异性的公共场所室内环境指标反映不同公共场所室内空气的卫生质量，通过现场快速检测能及时提示公共场所的卫生状况。

国家法律法规规章等对在公共场所实施卫生监督现场检测做了相关的规定。国务院 1987 年 4 月 1 日发布的《公共场所卫生管理条例》规定了 7 类共 28 种公共场所。具体如下：

1. 住宿交际场所　宾馆、饭馆、旅店、招待所、车马店、咖啡馆、酒吧、茶座。
2. 洗浴与美容场所　公共浴室、理发店、美容店。
3. 文化娱乐场所　影剧院、录像厅(室)、游艺厅(室)、舞厅、音乐厅。
4. 体育与游乐场所　体育场(馆)、游泳场(馆)、公园。
5. 文化交流场所　展览馆、博物馆、美术馆、图书馆。
6. 购物场所　商场(店)、书店。
7. 就诊场所与交通场所:候诊室、候车(机、船)室、公共交通工具。

2011 年 5 月 1 日起实施的《公共场所卫生管理条例实施细则》中第 31 条规定:县级以上地方人民政府卫生行政部门对公共场所进行监督检查,应当依据有关卫生标准和要求,采取现场卫生检测、采样查阅和复制文件、询问等方法,有关单位和个人不得拒绝或者隐瞒。

卫生部关于印发《卫生监督机构装备标准(2011 版)》的通知中规定了卫生监督快速检测的公共场所项目有温度、相对湿度、风速、照度、噪声、一氧化碳、二氧化碳、甲醛、总挥发性有机物(TVOC)、臭氧、氡、氨、可吸入颗粒物、微生物(公共场所集中空调积尘量和微生物根据实际工作需要进行测定)等。国家标准中有旅店业、文化娱乐场所等 12 个公共场所卫生标准,及相应的卫生检验方法相关标准中均对公共场所需要检测评价的指标进行了规定,本部分着重介绍物理因素中温度、相对湿度、风速、照度、噪声和化学污染物部分中的一氧化碳、二氧化碳、可吸入颗粒物、细颗粒物 PM2.5、甲醛、氨、总挥发性有机物(TVOC)、苯、甲苯和二甲苯、臭氧、硫化氢。

引用标准:

注:下列文件对于本章节的应用是必不可少的,其最新版本(包括所有的修改单)均适用于本章节,请在使用前做好查新工作。

《工作场所有害因素职业接触限值》GBZ 2—2002

《工作场所有害因素职业接触限值 - 化学有害因素》GBZ 2.1—2007

《工作场所空气有毒物质测定　无机含氮化合物》GBZ/T 160.29—2004

《工作场所空气中硫化物的测定方法》GBZ/T 160.33—2004

《环境空气质量标准》GB 3095—2012

《旅店业卫生标准》GB 9663—1996

《文化娱乐场所卫生标准》GB 9664—1996

《公共浴室卫生标准》GB 9665—1996

《理发店、美容店卫生标准》GB 9666—1996

《游泳场所卫生标准》GB 9667—1996

《体育馆卫生标准》GB 9668—1996

《图书馆、博物馆、美术馆卫生标准》GB 9669—1996

《商场（店）书店卫生标准》GB 9670—1996

《医院候诊室卫生标准》GB 9671—1996

《公共交通等候室卫生标准》GB 9672—1996

《公共交通用具卫生标准》GB 9673—1996

《空气质量一氧化碳的测定非分散红外法》GB/T 9801—1988

《居住区大气中硫化氢卫生检验标准方法 亚甲蓝分光光度法》GB/T 11742—1989

《恶臭污染物排放标准》GB 14554—93

《空气质量 氨的测定 纳氏试剂比色法》GB/T 14668—1993

《空气质量 氨的测定 离子选择电极法》GB/T 14669—1993

《空气质量 恶臭的测定 三点比较式臭袋法》GB/T 14675—1993

《空气质量 硫化氢、甲硫醇、甲硫醚和二甲二硫的测定 气相色谱法》GB/T 14678—1993

《环境空气臭氧的测定 靛蓝二磺酸钠分光亮度法》GB/T 15437—1995

《环境空气 总悬浮颗粒物的测定 重量法》GB/T 15432—1995

《空气质量 甲醛的测定 乙酰丙酮分光光度法》GB/T 15516—95

《居住区大气中甲醛卫生检验标准方法 AHMT 分光光度法》GB/T 16129—1995

《饭馆（餐厅）卫生标准》GB 16153—1996

《室内空气中二氧化碳卫生标准》GB/T 17094—1997

《室内空气中可吸入颗粒物卫生标准》GB/T 17095—1997

《人防工程平时使用环境卫生要求》GB/T 17216—2012

《室内空气中臭氧卫生标准》GB/T 18202—2000

《公共场所卫生检验方法 第 1 部分：物理因素》GB/T 18204.1—2014

《公共场所卫生检验方法 第 2 部分：化学污染物》GB/T 18204.2—2014

《公共场所卫生检验方法 第 5 部分：集中空调通风系统》GB/T 18204.5—2013

《公共场所卫生检验方法 第 6 部分：卫生检测技术规范》GB/T 18204.6—2013

《室内空气质量标准》GB/T 18883—2002

《民用建筑工程室内环境污染控制规范》GB 50325—2010

《室内环境空气质量检测技术规范中 淀粉蓝分光亮度法光离子化气相色》HJ/T 167—2004

《环境空气质量自动检测技术规范》HJ/T 193

《环境空气质量手工检测技术规范》HJ/T 194

《环境空气　氮氧化物（一氧化氮和二氧化氮）的测定　盐酸萘乙二胺分光光度法》HJ 479

《环境空气　臭氧的测定　靛蓝二磺酸钠分光光度法》HJ 504

《环境空气和废气　氨的测定　纳氏试剂分光光度法》HJ 533—2009

《环境空气　氨的测定　次氯酸钠－水杨酸分光光度法》HJ 534—2009

《环境空气　臭氧的测定　紫外光度法》HJ 590

《环境空气 PM 10 和 PM 2.5 的测定　重量法》HJ 618

《环境检测质量管理技术导则》HJ 630

《一氧化碳、二氧化碳红外线气体分析器检定规程》JJG 635—1999

《建筑通风效果测试与评价标准》JGJ/T 309—2013

《温泉企业服务质量等级划分与评定》LB/T 016—2011

《评定工业企业设计卫生标准》TJ 36—79

《公共场所卫生综合评价方法》WS/T 199—2001

《公共场所空气中可吸入颗粒物（PM10）测定方法——光散射法》WS/T 206—2001

《公共场所集中空调通风系统卫生规范》WS 394—2012

《环境空气质量检测规范（试行）》（国家环境保护总局公告 2007 年第 4 号）

《关于推进大气污染联防联控工作改善区域空气质量的指导意见》（国办发〔2010〕33 号）

1. 采样及布点的基本原则　在进行公共场所室内环境卫生监督现场快速检测过程中,常常需要对检测目标物进行采样和布点,这个过程需要遵循《公共场所卫生检验方法》（GB/T 18204—2013）频次与样本量、质量控制、样品送检等技术的要求。

（1）采样原则

1）每次检测前应对现场检测人员进行工作培训,包括检测目的、计划安排、检测技术的具体指导和要求、记录填写等,以确保工作质量。

2）现场采样前,应详细阅读仪器的使用说明,熟悉仪器性能及适用范围,能正确适应检测仪器。

3）采样时要记录现场情况:微小气候、时间、地点、数量、布点方式、采样者等。

4）空气快检中经常需要动力采样器,有动力采样器时在采样前应对采样系统气密性进行检查,不得漏气。

5）每次采样之前及采样后需要进行流量校正。

6）使用化学法现场采集样品时,应设空白对照,采平行样。

7）微生物采样应无菌操作。

（2）布点原则：应选择在公共场所人群经常活动，且停留时间较长的地点，但是不能影响人群的正常活动。应考虑现场的平面布局和立体布局。高层建筑物的立体布点应有上、中、下三个检测平面，并分别在三个平面上布点。

室内一个测点的设置在中央，2个采样点的设置在室内对称点上，3个采样点的设置在室内对角线四等分的3个等分点上，5个测点的按梅花布点，其他的按均匀布点原则布置。

测点距离地面高度1~1.5m，距离墙壁不小于0.5m。

测点应避开通风口、通风道等。

（3）各类公共场所卫生检测频次与样本量要求

1）旅店业空气卫生状况检测的要求见表2-2-1。

表2-2-1　旅店业客房空气检测要求

客房间数（间）	≤100	>100
检测样本量	客房数 3%~5%	客房数 1%~3%
检测频次	空气质量监测：星级宾馆，或相当于星级宾馆、普通旅店、招待所检测一天（上午、下午各检测一次）；经常性卫生检测为随机检测。	

注：采样的客房数量最少不少于2间，每间客房布一个点。

2）文化娱乐场所空气卫生状况检测的要求见表2-2-2和表2-2-3。

表2-2-2　影剧院、音乐厅、录像厅（室）空气检测要求

座位数（个）	<300	300~500	501~1000	>1000
检测样本量	1~2	2~3	3~4	5
检测频次	空气质量监测：检测一日，一日检测1~2场，每场采样3次（开映前10分钟，开映后10分钟，结束前10分钟）；经常性卫生检测随机检测一场，采样3次（开映前10分钟，开映后10分钟，结束前10分钟）			

表2-2-3　歌舞厅、游艺厅空气检测要求

面积（m²）	<50	50~200	>200
检测样本量	1	2	3~5
检测频次	空气质量监测：检测一日，在一天中营业的客流高峰和低峰时各检测一次；经常性卫生检测为随机检测。		

3）公共浴室、游泳馆空气卫生状况检测的要求见表2-2-4。

表 2-2-4 公共浴室、游泳馆空气检测要求

面积（m²）	<50	50~200	>200
检测样本量	1	2	3~5
检测频次	经常性卫生检测在场所营业的客流高峰时段检测一次。		
注：场所营业面积应按不同功能（如更衣室、休息室、浴室、游泳池等）分别计算。			

4）理发店、美容店空气卫生状况检测的要求见表 2-2-5。

表 2-2-5 理发店、美容店空气检测要求

座（床）位数（个）	<10	10~30	>30
检测样本量	1	2	3
检测频次	空气质量监测：营业时间内检测一天，一天采样 2-3 次；经常性卫生检测为随机检测。		

5）体育（场）馆卫生状况检测的要求见表 2-2-6。

表 2-2-6 体育（场）馆空气检测要求

观众座位数（个）	<1000	1000~5000	>5000
检测样本量	2	3	5
检测频次	经常性卫生检测为随机检测。		

6）展览馆、图书馆、美术馆、博物馆；商场、书店；医院候诊室；就餐场所；公共交通等候室空气卫生状况检测的要求见表 2-2-7。

**表 2-2-7 展览馆、图书馆、美术馆、博物馆；商场、书店；
医院候诊室空气检测要求**

面积（m²）	<200	200~1000	>1000
检测样本量	1	2	3
检测频次	经常性卫生检测为场所营业的客流高峰时段随机检测一次。		

7）其他公共场所，按照相应专业特点参照以上要求进行采样检测。

8）开展公共场所卫生学评价时，要连续检测 3 天，每次检测必须采集平行样品。

9）公共场所集中空调通风系统：各类公共场所内的集中空调通风系统卫生检测按 WS/T 395 中要求的频次与样本。

2. 结果表达　一个区域的测定结果以该区域内各测点测量值的算术平均值给出。

二、检测参数

● 注意事项

参数判定时除地铁站台、地铁车厢外,公共场所是地下空间的其室内空气质量应符合 GB/T 17216《人防工程平时使用环境卫生要求》。

凡检测的参数体积单位需要换算时,请参考本章末所附的单位换算表。

1. 空气温度

(1)检测意义:微小气候是指相对密闭有限空间内的气候。它由温度、相对湿度、气流和热辐射四个因素构成,其中以温度的意义最为重要。温度对人体的热调节起着重要的作用,室内温度过高或过低都会影响机体健康。同时,温度对传染病的发生和流行也有一定的影响。

(2)检测依据

《公共场所卫生标准》GB 9663~9673—1996

《公共场所卫生检验方法》GB/T 18204.1—2013

(3)检测原理:以常用数显式温度计法为例。

1)原理:感温部分采用热敏电阻、热电偶、铂电阻等温度传感器,通过传感器自身随温度变化产生电信号,经放大、A/D 变换后,由显示器直接显示温度。

2)仪器要求:数显示温度计的最小分辨率为 0.1℃,测量范围为 0~60℃,测量精度 ±0.5℃。

(4)操作要点:按要求对仪器进行期间核查和使用前校准。

根据仪器使用说明书进行操作

待显示器显示的读数稳定后,即可读出温度值。

● 注意事项

1)根据仪器校准证书所列示值误差,计算修正值。

2)定期用干布擦拭温湿度计;请勿使用溶剂清洗。

3)电池电压不足时,显示屏上已显示,应该更换一个新电池。

4)防止呼出气和人体辐射的影响。

(5)结果判定

1)旅店客房检测结果判定见表 2-2-8。

表 2-2-8 旅店客房检测结果判定

卫生标准值	3~5 星级饭店、宾馆	1~2 星级饭店、宾馆和非星级带空调的饭店、宾馆	普通旅店、招待所
冬季(℃)	>20	>20	≥16(采暖地区)
夏季(℃)	<26	<28	—

2）文化娱乐场所检测结果判定见表 2-2-9。

表 2-2-9　文化娱乐场所检测结果判定

卫生标准值 （有空调装置）	影剧院、音乐厅、 录像厅（室）	游艺厅、舞厅	酒吧、茶座、咖啡厅
冬季（℃）	>18	>18	>18
夏季（℃）	≤28	≤28	≤28

3）公共浴室检测结果判定见表 2-2-10。

表 2-2-10　公共浴室检测结果判定

卫生标准值	更衣室	浴室 （淋、池、盆浴）	桑拿浴室
室温（℃）	25	30~50	60~80

4）理发店、美容店、游泳馆、体育馆、饭馆（餐厅）检测结果判定见表 2-2-11。

表 2-2-11　理发店、美容店、游泳馆、体育馆、
饭馆（餐厅）检测结果判定

卫生标准值	理发店、美容店	游泳馆	体育馆	饭馆（餐厅）
温度（℃）	—	冬季室温高于 水温度 1~2	≥16（采暖 地区冬季）	18~20

5）图书馆、博物馆、美术馆、展览馆、商场（店）、书店、医院候诊室检测结果判定见表 2-2-12。

表 2-2-12　图书馆、博物馆、美术馆、展览馆、商场（店）、
书店、医院候诊室检测结果判定

卫生标准值		图书馆、美术馆、博物馆	展览馆	商场、书店	医院候诊室
温度 （℃）	有空调装置	18~28	18~28	18~28	18~28
	无空调装置的 采暖区冬季	≥16	≥16	≥16	≥16

6）公共交通等候室检测结果判定见表 2-2-13。

表 2-2-13 公共交通等候室检测结果判定

卫生标准值	候车室	候船室	候机室
空调冬季（℃）	18~20	18~20	18~22
空调夏季（℃）	24~28	24~28	24~28
非空调,采暖地区冬季（℃）	>14	>14	≥16

7）公共交通工具检测结果判定见表 2-2-14。

表 2-2-14 公共交通工具检测结果判定

卫生标准值	旅客列车车厢	轮船客舱	飞机客舱
空调冬季（℃）	18~20	18~20	18~20
空调夏季（℃）	24~28	24~28	24~28
非空调（℃）	>14	>14	—
垂直温差（℃）	≤3	—	≤3

2. 相对湿度

（1）检测意义：相对湿度表示空气中的绝对湿度与同温度下的饱和绝对湿度的比值,得数是一个百分比。也就是指在一定时间内,某处空气中所含水汽量与该气温下饱和水汽量的百分比,用 RH 表示。

湿度对人体的热平衡和温热感有重要作用。

（2）检测依据

《公共场所卫生标准》GB 9663~9673—1996

《公共场所卫生检验方法》GB/T 18204.1—2013

（3）检测原理：检测方法有通风干湿表法、氯化锂露点法、电阻电容法,以通风干湿表法为例。

原理：将两支完全相同的水银温度计都装入金属套管中,水银温度计球部有双重辐射防护管。套管顶部装有一个用发条或电驱动的风扇,启动后抽吸空气均匀地通过套管,使球部处于≥2.5m/s 的气流中（电动可达 3m/s）,以测定干湿球温度计的温度,然后根据干湿球温度计的温差,计算出空气的湿度。

仪器要求：

1）机械通风干湿表：温度刻度的最小分值不大于 0.2℃,测量精度 ±3%,在 –10~45℃条件下测量范围为 10%~100%RH。

2）电动通风干湿表：温度刻度的最小分值不大于 0.2℃,测量精度 ±3%,测量范围为 10%~100%RH。

（4）操作要点：机械通风干湿表通风器作用时间校正：根据使用说明书操作，其通风器的全部作用时间不得少于 6 分钟。

用吸管吸取蒸馏水送入湿球温度计套管内，湿润温度计头部纱条。

机械通风干湿表上满发条，电动通风干湿表则应接通电源，使通风器转动。

通风 5 分钟后，读取干、湿温度表所示温度。

● 注意事项

1）仪器使用前及每使用一年均应经计量部门检定，检定合格方可正常使用。

2）使用通风干湿表时，应在观测前将仪器悬挂好。悬挂仪器的地方应保证仪器周围的障碍物与仪器的距离在 0.5m 以上，操作者也应远离 0.5m 以上，站在仪器的下风方，快要读数时再接近。这是为了避免障碍物本身的热辐射影响到温度表的测值。准备妥当后必须经过一定时间才能开始观测，以保证温度表示值与环境温度相符合。夏季需要 15 分钟，冬季需要 20 分钟。

3）经常检查湿球温度表上的湿球布的状况，如发生污染，变色、变硬或上水不畅，请即刻更换。

4）经常注意风扇转动情况，如发生停转，转动不畅等使用者不能排除的故障，请送往专业维修部门或返厂维修。

5）在野外使用时如风速 >3m/s，应将防风罩装在仪器的迎风面上，以防止大风对通风速度的不良影响。

6）只有在检查通风器发条盒转动速度和测量前旋紧发条时方可使用制动器，以免对仪器造成损害。

7）远离热源，防雨淋、受潮、重压、侧置和磕碰。

8）贮存应在 −10~40℃，相对湿度不大于 80% 的环境中存放，且不得有腐蚀性挥发物。

（5）结果判定

1）旅店客房检测结果判定见表 2-2-15。

表 2-2-15　旅店客房检测结果判定

卫生标准值	3~5 星级饭店、宾馆	1~2 星级饭店、宾馆和非星级带空调的饭店、宾馆	普通旅店、招待所
相对湿度（%）	40~65	—	—

2）文化娱乐场所检测结果判定见表 2-2-16。

表 2-2-16　文化娱乐场所检测结果判定

卫生标准值	影剧院、音乐厅、录像厅（室）	游艺厅、舞厅	酒吧、茶座、咖啡厅
相对湿度（%）	40~65	40~65	40~65

3）公共浴室、理发店、美容店、游泳馆、体育馆、饭馆（餐厅）检测结果判定见表 2-2-17。

表 2-2-17　公共浴室、理发店、美容店、游泳馆、体育馆、饭馆（餐厅）检测结果判定

卫生标准值	公共浴室	理发店、美容店	游泳馆	体育馆	饭馆（餐厅）
相对湿度（%）	—	—	≤80	40~80	40~80

4）图书馆、博物馆、美术馆、展览馆、商场（店）、书店、医院候诊室检测结果判定见表 2-2-18。

表 2-2-18　图书馆、博物馆、美术馆、展览馆、商场（店）、书店、医院候诊室检测结果判定

卫生标准值	图书馆、美术馆、博物馆	展览馆	商场、书店	医院候诊室
相对湿度（%）有空调装置	45~65	40~80	40~80	—

5）公共交通等候室检测结果判定见表 2-2-19。

见表 2-2-19　公共交通等候室检测结果判定

卫生标准值	候车室	候船室	候机室
相对湿度（%）	—	—	40~80

6）公共交通工具检测结果判定见表 2-2-20。

表 2-2-20　公共交通工具检测结果判定

卫生标准值	旅客列车车厢	轮船客舱	飞机客舱
相对湿度（%）空调	40~70	40~80	40~60

3. 室内风速

（1）检测意义：由空气温差、压差引起的空气流动。空气的流动有助于散热。在公共场所，适当的通风换气除有利于体温的调节外，更主要的是可以调节室内空气的温湿度，使室内污浊的空气得到稀释，达到保护人体健康的目的。

（2）检测依据

《公共场所卫生标准》GB 9663~9673—1996

《公共场所卫生检验方法》GB/T 18204.1—2013

（3）检测原理：检测方法为电风速计法。

原理：热电式电风速计由测头和测量仪表组成，测头的加热圈丝暴露在一定大小的风速下，引起测头加热电流或电压的变化，由于测头温度升高的程度与风速呈负相关，故可由指针或数字显示风速值。

仪器要求：最低检测值不大于0.05m/s，测量范围0.1~10m/s；在0.1~2m/s范围内，其测量误差不大于±10%。

（4）操作要点：使用指针式热电风速计时按说明书调整仪表的零点和满度，使用数位式热电风速计时需要进行自检或预热。

轻轻将测杆测头拉出，测头上的红点对准来风方向，方向要正确，读出风速值。

按要求对仪器进行期间核查和使用前校准。

● 注意事项

1）打开电源开关，如无任何显示，应考虑电池是否需要充电。

2）检查电池电压是否低于工作电压，当显示器提示需要充电时尽快充电。

3）探头很细，注意不要损坏，用后随时关掉电源开关，将探头杆退回套管。

（5）结果判定

1）旅店客房检测结果判定见表2-2-21。

表2-2-21　旅店客房检测结果判定

卫生标准值	3~5星级饭店、宾馆	1~2星级饭店、宾馆和非星级带空调的饭店、宾馆	普通旅店、招待所
风速（m/s）	≤0.3	≤0.3	—

2）文化娱乐场所检测结果判定见表2-2-22。

表2-2-22　文化娱乐场所检测结果判定

卫生标准值	影剧院、音乐厅、录像厅（室）	游艺厅、舞厅	酒吧、茶座、咖啡厅
风速（m/s）有空调装置	≤0.3	≤0.3	≤0.3

3）公共浴室、理发店、美容店、游泳馆、体育馆、饭馆（餐厅）检测结果判定见表2-2-23。

表 2-2-23　公共浴室、理发店、美容店、游泳馆、

体育馆、饭馆（餐厅）检测结果判定

卫生标准值	公共浴室	理发店、美容店	游泳馆	体育馆	饭馆（餐厅）
风速（m/s）	—	—	≤0.5	≤0.5	≤0.15

4）图书馆、博物馆、美术馆、展览馆、商场（店）、书店、医院候诊室检测结果判定见表 2-2-24。

表 2-2-24　图书馆、博物馆、美术馆、展览馆、商场（店）、

书店、医院候诊室检测结果判定

卫生标准值	图书馆、博物馆、美术馆	展览馆	商场、书店	医院候诊室
风速（m/s）	≤0.5	≤0.5	≤0.5	≤0.5

5）公共交通等候室检测结果判定见表 2-2-25。

表 2-2-25　公共交通等候室检测结果判定

卫生标准值	候车室	候船室	候机室
风速（m/s）	≤0.5	≤0.5	≤0.5

6）公共交通工具检测结果判定见表 2-2-26。

表 2-2-26　公共交通工具检测结果判定

卫生标准值	旅客列车车厢	轮船客舱	飞机客舱
风速（m/s）	≤0.5	≤0.5	≤0.5

4. 照度

（1）检测意义：光照强度是指光照的强弱，以单位面积上所接受可见光的能量来量度。简称照度。照度是用来反映光照强度大小的指标，单位是勒克斯（lx）。满足公共场所中人对视物、安全、舒适的要求。

（2）检测依据

《公共场所卫生标准》GB 9663~9673—1996

《公共场所卫生检验方法》GB/T 18204.1—2013

《照明测量方法》GB/T 5700—2008

（3）检测原理：检测方法为照度计法。

原理：

照度汁是利用光敏半导体元件的光电现象制成，当外来光线射到光探测器（光电元件）后,光电元件将光能转变为电能,通过读数中单元（电流表或数字液晶板）显示光的照度值。

仪器要求:

1）使用照度计量程下限不大于 1lx,上限不小于 5000lx。

2）指针式照度计示值误差不超过满量的 ±8%。

3）年变化率不超过 5%。

4）接收器的疲劳特性:照度计示值为满量程的 2/3 以上,照射 2 分钟后的示值,与在此照度下再继续照射 10 分钟的示值相比相对变化不得超过 ±3%。

5）示值的再现性:在恒定照度下照度计的指示值与遮住 30 分钟后再曝光的指示值相对变化不大于 2%。

（4）操作要点

1）按使用说明书要求检查调整照度计。

2）照度计的受光器上应洁净无尘。

3）测量时照度计受光器应水平放置。

4）将受光器置于待测位置,选择量程并读取照度值。

5）操作人员的位置和服装不应对测量结果造成影响。

6）按要求对仪器进行期间核查和使用前校准。

● 注意事项

1）整体照明:测点数量和位置同温度,测点距地面高度 1~1.5m。

2）局部照明:如特殊需要的局部照明情况下,可测量其中有代表性的一点。如果是局部照明和整体照明兼用的情况下,应根据实际情况合理选择整体照明的灯光是开着还是关闭,并在测定结果中注明。

3）查光检测器与电池电压是否完好。

4）测定开始前,现场的照明光源宜满足白炽灯累计燃点时间在 50 小时以上,白炽灯至少开 5 分钟,气体放电灯至少开 30 分钟。

5）为了使受光器不产生初始效应,在测定前至少曝光 5 分钟。

6）受光器上必须洁净无尘。

7）测定时受光器一律水平放置于测定面上。

8）光源测试参考部位在受光球面正顶端。

9）请勿在高温、高湿场所下测量。

（5）结果判定

1）旅店客房检测结果判定见表 2-2-27。

表 2-2-27 旅店客房检测结果判定

卫生标准值	3~5星级饭店、宾馆	1~2星级饭店、宾馆和非星级带空调的饭店、宾馆	普通旅店、招待所
台面照度（lx）	≥100	≥100	≥100

2）公共浴室检测结果判定见表 2-2-28。

表 2-2-28 公共浴室检测结果判定

卫生标准值	更衣室	浴室（淋、池、盆浴）	桑拿浴室
照度（lx）	≥50	≥30	≥30

3）文化娱乐场所检测结果判定见表 2-2-29。

表 2-2-29 文化娱乐场所检测结果判定

卫生标准值	影剧院、音乐厅、录像室前厅	电影放映前观众厅	剧场前厅
照度（lx）	40	10	60

4）理发店、美容店、游泳馆、体育馆、饭馆（餐厅）检测结果判定见表 2-2-30。

表 2-2-30 理发店、美容店、游泳馆、体育馆、饭馆（餐厅）检测结果判定

卫生标准值	理发店、美容店	游泳馆	体育馆	饭馆（餐厅）
照度（lx）	—	水面照度≥80	比赛时观众席>5	≥50

5）图书馆、博物馆、美术馆、展览馆、商场（店）、书店、医院候诊室检测结果判定见表 2-2-31。

表 2-2-31 图书馆、博物馆、美术馆、展览馆、商场（店）、书店、医院候诊室检测结果判定

卫生标准值	图书馆、博物馆、美术馆	展览馆	商场、书店	医院候诊室
照度（lx）	台面照度≥100	台面照度≥100	≥100	≥50

6）公共交通等候室检测结果判定见表 2-2-32。

表 2-2-32 公共交通等候室检测结果判定

卫生标准值	候车室	候船室	候机室
照度（lx）	≥60	≥60	≥100

7）公共交通工具检测结果判定见表 2-2-33。

表 2-2-33 公共交通工具检测结果判定

卫生标准值	旅客列车车厢	轮船客舱	飞机客舱
照度（lx）	客车≥75 餐车≥100	二等舱台面照度≥100 三等舱平均照度≥75	≥100

5. 噪声

（1）检测意义：一般认为凡是不需要的，使人厌烦并对人们生活和生产有妨碍的声音都是噪声。噪声的大小用分贝（dB）表示，一般认为 40dB 是人类正常的环境声音，高于这个值就有可能会产生一些危害，包括影响睡眠和休息、干扰工作、妨碍谈话、使听力受损、甚至引起心血管系统、神经系统和消化系统等方面的疾病。

（2）检测依据

《公共场所卫生标准》GB 9663~9673—1996

《公共场所卫生检验方法》GB/T 18204.1—2013

（3）检测原理：检测方法为数字声级计法。

原理：

数字声级计通常利用电容式声电换能器，将被测的声音信号转变为电信号，经处理成为声级信号。使用声级计在规定时间内测量一定数量的室内环境 A 计权声级值，经过计算得出等效 A 声级 L_{AeQ} 即为室内噪声值。

仪器要求：

数字声级计：测量范围〈A 声级〉30~120dB，精度 ±1.0dB

测量仪器主要为精密声级计或普通声级计，其性能应符合《声级计的电声性能及测量方法》（GB/T 3785—2010）的要求。在测量前，要对使用的传声器进行校准，并检查声级计的电池电压是否足够。测量后要求复校一次，测量前后传声器的灵敏度相差应不大于 2dB，否则测量数据无效；

（4）操作要点：测量前使用校准器对声级计进行校准。

测量时声级计可以手持也可以固定在三脚架上，并尽可能减少声波反射影响。

对于稳态噪声，用声级计快档读取 1 分钟指示值或平均值，对于脉冲噪声读取峰值和脉冲保持值。

对于周期性噪声,用声级计慢档每隔 5 秒读取一个瞬时 A 声级值,测量一个周期。

对于非周期非稳态噪声,用声级计慢档每隔 5 秒读取一个瞬时 A 声级值,连续读取若干数据。

● 注意事项

1)测点数量:对于噪声源在公共场所外的,同温度;对于噪声源在公共场所内的,设置 3 个测点。

2)测量位置:对于噪声源在公共场所外的,同温度;对于噪声源在公共场所内的,在噪声源中心至对称墙壁中心的直线四等分的 3 个等分点上设置。

3)测点距离:测点距地面高度 1~1.5m,距墙壁和其他主要反射面不小于 1m。

4)室内环境噪声为稳态噪声的,声级计指示值或平均值即为等效 A 声级;室内环境噪声为脉冲噪声的,声级计测得的峰值即为等效 A 声级;室内环境噪声为周期性或其他非周期非稳态噪声的,需要按标准中列出的公式计算。

5)电容传声器是一种精密测量器件,使用必须十分小心,装卸电容传声器时应将电源关闭。仪器不得超量程使用,以免损伤感应器。传感器每次使用前安装,使用后卸下,小心取放,防止损坏感应膜,感应膜应防尘除尘,防止酸碱性气体腐蚀。

6)保持声级计干燥无尘,远离热源和臭氧源。仪器不在能超过使用温度及湿度环境中使用。

7)不使用时,请始终把声级计及其附属设备放在四周设置软垫的盒子内保存。

8)为了防止风对检测结果的影响,检测时最好使用防风罩,也可以保护拾音器。

9)电池是碱性电池。不要混合使用不同类型的电池。长期不使用时应将电池取出。

(5)结果判定

1)旅店客房检测结果判定见表 2-2-34。

表 2-2-34　旅店客房检测结果判定

卫生标准值	3~5 星级饭店、宾馆	1~2 星级饭店、宾馆和非星级带空调的饭店、宾馆	普通旅店、招待所
噪声[dB(A)]	≤45	≤55	—

2）文化娱乐场所检测结果判定见表 2-2-35。

表 2-2-35　文化娱乐场所检测结果判定

卫生标准值	影剧院、音乐厅、录像厅（室）	游艺厅、舞厅	酒吧、茶座、咖啡厅
动态噪声 ［dB（A）］	≤85	≤85 （迪斯科舞≤95）	≤55

3）公共浴室、理发店、美容店、游泳馆、体育馆、饭馆（餐厅）检测结果判定见表 2-2-36。

表 2-2-36　公共浴室、理发店、美容店、游泳馆、
体育馆、饭馆（餐厅）检测结果判定

卫生标准值	公共浴室	理发店、美容店	游泳馆	体育馆	饭馆（餐厅）
噪声［dB（A）］	—	—	—	—	—

4）图书馆、博物馆、美术馆、展览馆、商场（店）、书店、医院候诊室检测结果判定见表 2-2-37。

表 2-2-37　图书馆、博物馆、美术馆、展览馆、商场（店）、
书店、医院候诊室检测结果判定

卫生标准值	图书馆、博物馆、美术馆	展览馆	商场、书店	医院候诊室
噪声［dB（A）］	≤50	≤60	≤60 出售音响设备的柜台≤85	≤55

5）公共交通等候室检测结果判定见表 2-2-38。

表 2-2-38　公共交通等候室检测结果判定

卫生标准值	候车室	候船室	候机室
噪声［dB（A）］	≤70	≤70	≤70

6. 一氧化碳

（1）检测意义：一氧化碳（CO），是一种无色、无嗅、无味、剧毒的无机化合物气体。一氧化碳与体内血红蛋白的亲和力比氧与血红蛋白的亲和力大200~300倍，而碳氧血红蛋白较氧合血红蛋白的解离速度慢3600倍，当一氧化碳浓度在空气中过高时，就会对人体产生损害，造成一氧化碳中毒或煤气

中毒。在大气中，一氧化碳是少量存在的气体，主要由火山活动产生，也由对流层中的光化学反应而产生。但自然和人为的火灾及燃烧石化燃料也会产生大量一氧化碳。一氧化碳也是烟草燃烧产生烟雾的次要成分。在封闭的环境中，一氧化碳的浓度可以很容易达到造成致命的水平。因此，在用煤炉或煤气灶烹饪以及人们在室内吸烟时，一氧化碳浓度常高于室外浓度。一氧化碳的检测是评价室内空气质量的一项重要指标。

（2）检测依据

《公共场所卫生标准》GB 9663~9673—1996

《室内空气质量标准》GB/T 18883—2002

《公共场所卫生检验方法》GB/T 18204.2—2014

（3）检测原理：《公共场所卫生检验方法》（GB/T 18204.2—2014）第 2 部分：化学污染物一氧化碳中规定了两种一氧化碳的检测方法：不分光红外分析法（又称非分散红外吸收分析法）、气相色谱法。日常工作中常用的快检仪器主要有两种：采样不分光红外线气体分析法（国标法）和电化学传感器法（非国标法）。

1）不分光红外分析法原理：一氧化碳对不分光红外线具有选择性的吸收。在一定范围内，吸收值与一氧化碳浓度呈线性关系，根据吸收值可以确定样品中一氧化碳的浓度。其基本测量系统如图 2-2-1 所示。不分光红外吸收型一氧化碳传感器具有测量范围宽、灵敏度高、响应时间快、选择性好、抗干扰能力强等特点。为此国标采用红外吸收型一样氧化碳传感器，简单易用，快速直读。

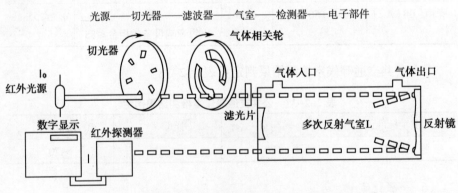

光源——切光器——滤波器——气室——检测器——电子部件

图 2-2-1 不分光红外线气体分析器的测量系统

2）电化学传感器原理：电化学传感器通过与被测气体发生反应并产生与气体浓度成正比的电信号来工作。典型的电化学传感器由传感电极（或工作电极）和反电极组成，并由一个薄电解层隔开。气体首先通过微小的毛管型开孔与传感器发生反应,然后是憎水屏障,最终到达电极表面。采用这种方法可以允许适量气体与传感电极发生反应,以形成充分的电信号,同时防止电解质漏出传感器。穿过屏障扩散的气体与传感电极发生反应,传感电极可以采用氧化机理或还原机理。这些反应由针对被测气体而设计的电极材料进行催化。通过电极间连接的电阻器,与被测气浓度成正比的电流会在正极与负极间流动。测量该电流即可确定气体浓度。由于该过程中会产生电流,电化学传感器又常被称为电流气体传感器或微型燃料电池。本方法的缺点是易受干扰不稳定,需要定期更换探头,成本较高。

3)仪器要求:为满足卫生监督要求,检测仪器需要满足以下技术要求:

最低检出限达到 $0.125mg/m^3$;

测量范围在 $0.5\sim50mg/m^3$;

重现性 ≤1% 满量程;

零点漂移 ≤ ±2% 满量程 /h;

跨度漂移 ≤ ±2% 满量程 /3h;

线性偏差 ±2% 满量程;

响应时间 $t_{0\%}\sim t_{90\%}<45s$;

(4)操作要点

1)校准

零点校准(调零):仪器启动接通电源(0.5~1 小时),稳定后将高纯氮气或空气经霍加拉特氧化管和烧碱石棉过滤管后,进行零点校准。

终点校准(量程校准):通入量程校准气调整仪器上限值标度。用一氧化碳标准气连接在仪器进样口,进行重点刻度校准。

调零与终点(量程)校准重复 2~3 次,使仪器处于正常工作状态。

需要注意的是一氧化碳检测仪器在现场测试中可以使用校准菜单进行校准,现场调试的目的是利用最小的调整达到用户校核标准要求。现场调整并不是完整的校核,为了达到完整,多点校核并验证,必须返厂进行校核。

2)现场检测

启动:仪器预热(0.5~1 小时)

样品测定:设定好采样间隔时间,显示时间,采样时间,现场间歇进样测定。仪器连续记录。

记录结果。

同时记录温度、相对湿度、空气流速、大气压。

化学传感器法只需更换 CO 探头。

● 注意事项

采样时间公共场所、住宅、办公场所的 CO 检测为小时平均值。

小时平均值至少采样 45 分钟。单次检测,仪器开机时间需要大于响应时间。

指标单位:国标中采用 mg/m^3。如果仪器显示为 ppm 时则需要换算成 mg/m^3。电化学法的 CO 传感器易受干扰不稳定,需定期校准和及时更换。

空气中甲烷、二氧化碳、水蒸气等非待测组分对本法测定结果存在影响。采用气体滤波相关技术及多次反射气室结构,可消除空气中甲烷、二氧化碳等非待测组分的干扰,采用干燥剂可去除水蒸气干扰。

(5)结果判定

1)住宅、办公场所小时平均值最高容许浓度为 $10mg/m^3$。

2)旅店业中旅店招待所、文化娱乐场所(除影剧院、音乐厅、录像厅、游艺厅、舞厅不检测 CO)、公共浴室(除桑拿浴、洗浴更衣间不检测 CO)、理发店、美容店、公共交通等候室、公共交通工具、饭馆(餐厅)最高容许浓度 $10mg/m^3$。

3)商场、书店、医院候诊室、星级饭店、宾馆内 CO 最高容许浓度为 $5mg/m^3$。

7. 二氧化碳

(1)检测意义:二氧化碳为无色无臭,略带酸味气体.其本身无毒.空气中含有一定量的二氧化碳。二氧化碳本身不是一种对健康带来主要负面影响的污染物。研究表明,二氧化碳含量偏高是普遍的问题,其含量是显示一个室内环境的通风系统性能及新鲜空气是否足够的良好指标。通风系统性能欠佳或不足,是引致室内空气污染的最常见及主要原因。长时间接触偏高含量的二氧化碳,可使人疲倦及瞌睡,但对健康不会构成重大影响。CO_2 被作为评价室内空气是否清洁的重要判据之一,许多国家制定了室内空气中 CO_2 的卫生标准,以此来判断室内空气质量的好坏。

(2)检测依据

《公共场所卫生标准》GB 9663~9673—1996

《室内空气质量标准》GB/T 18883—2002

《公共场所卫生检验方法》GB/T 18204.2—2014

(3)检测原理:《公共场所卫生检验方法》(GB/T 18204.2—2014)第 2 部分:化学污染物 二氧化碳测定方法中有三种检测方法。方法一为不分光红外线气体分析法。方法二为气相色谱法。方法三为容量滴定法。不分光红外线气体分析法是可在现场直接采样并获得检测结果的快检方法。因此在这里介绍该方法的分析原理。

1)分光红外线气体分析法的原理:空气中的二氧化碳抽入(泵吸式)不分光红外线气体分析仪,基于其对红外线的选择性吸收,在一定范围内,吸收值与二氧化碳浓度呈线性关系,根据吸收值测定二氧化碳的浓度。

不分光红外吸收型二氧化碳传感器具有测量范围宽、灵敏度高、响应时间快、选择性好、抗干扰能力强等特点。为此国标采用红外吸收型二氧化碳传感器,简单易用,快速直读。

红外二氧化碳传感器探头结构如图 2-2-2 所示。是由红外光源、测量气室、可调干涉滤光镜、光探测器、光调制电路、放大系统等组成。红外光源采用镍铬丝,其通电加热后可发出 $3\sim10\mu m$ 的红外线,其中包含了 $4.26\mu m$ 处 CO_2 气体的强吸收峰。在气室中,二氧化碳吸收光源发出特定波长的光,经探测器检测则可显示出二氧化碳对红外线的吸收情况。干涉滤光镜是可调的,调节他可改变其通过的光波波段,从而改变探测器探测到信号的强弱。红外探测器为薄膜电容,吸收了红外能量后,气体温度升高,导致室内压力增大,电容两极间的距离就要改变,电容值随之改变。CO_2 气体的浓度愈大,电容值改变也就愈大。

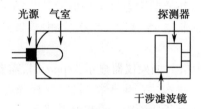

图 2-2-2　二氧化碳传感器探头结构

2）仪器要求

检测用仪器需要满足以下参数:

测量范围在 0~0.5%;

重现性 ≤1% 满量程;

零点漂移 ≤ ±2% 满量程 / 小时;

跨度漂移 ≤ ±2% 满量程 /3 小时;

温度附加误差（在 10~45℃）≤ ±2% 满量程 /10℃;

一氧化碳的干扰 $1250mg/m^3$ CO ≤0.3% 满量程

响应时间 $t_{0\%}\sim t_{90\%}<15$ 秒;

最低体积分数检出限为 0.01%;

在 0.05%~0.5% 范围内,重复测量的平均相对标准差小于 ±2%。

（4）操作要点

1）校正

①启动与调零:仪器接通电源后,启动和稳定后将高纯氮气或空气经变色硅胶或氯化钙和烧碱石棉过滤管后,进行零点校准。

②终点校准:（量程校准。通入量程校准气调整仪器上限值标度）。用二

氧化碳标准气连接在仪器进样口，进行重点刻度校准。

③调零与量程校准重复 2~3 次，使仪器处于正常工作状态。

④需要注意的是：二氧化碳检测仪器在现场测试中可以使用校准菜单进行校准，现场调试的目的是利用最小的调整达到用户校核标准要求。现场调整并不是完整的校核，为了达到完整，多点校核并验证，必须返厂进行校核。

2）现场检测

①启动

②样品测定，设定好采样间隔时间，显示时间，采样时间，现场间歇进样测定。仪器连续记录。

③同时记录温度、相对湿度、空气流速、大气压。

④关机

● 注意事项

①采样时间：住宅、办公场所为日平均值。公共场所为小时平均值。

②小时平均值至少采样 45 分钟。单次检测，仪器开机时间需要大于响应时间。

③指标评价单位为 %。如果仪器显示为 ppm 时，需要换算成体积分数 %。

④空气中水蒸气会对本法产生干扰，将空气样品经干燥后再进入仪器可去除水蒸气干扰。安装波长 4260nm 的红外滤光片，空气中的甲烷、一氧化碳等非待测组分对本法干扰较小。

（5）结果判定

1）桑拿浴室除外未规定二氧化碳限值。

2）3~5 星宾馆小于等于 0.07%。

3）室内空气小于等于 0.07%（GB/T 17094—1997 室内空气中二氧化碳卫生标准）。

4）宾馆/旅店、洗浴更衣室、理发店/美容院、图书馆、医院候诊室等公共场所小于等于 0.10%。

5）其他人员密集的公共场所小于等于 0.15%。

6）住宅、办公场所小于等于 0.10%。

8. 可吸入颗粒物 PM10

（1）检测意义

可吸入颗粒物（PM10）：粒径小于 10μm 能被人直接吸入呼吸道的微粒为可吸入颗粒物（PM10）。可吸入颗粒物通常来自在未铺沥青、水泥的路面上行使的机动车、材料的破碎碾磨处理过程以及被风扬起的尘土。一些颗粒物来自污染源的直接排放，如烟囱与车辆。另一些则是由环境空气中硫氧化物、氮氧化物、挥发性有机化合物及其他化合物互相作用形成的细小颗粒物，它们的化学和物理组成依地点、气候、一年中的季节不同而变化很大。可吸入颗粒物被人吸入后，会累积在呼吸系统中，引发许多疾病。对粗颗粒物的暴露可侵害呼吸系统，诱发哮喘病。细颗粒物可能引发心脏病、肺病、呼吸道疾病，降低肺功能等。另外，环境空气中的颗粒物还是降低能见度的主要原因，并会损坏建筑物表面。

（2）检测依据

《公共场所卫生标准》GB 9663~9673—1996

《室内空气质量标准》GB/T 18883—2002

《室内空气中可吸入颗粒物卫生标准》GB/T 17095—1997

《公共场所卫生检验方法》GB/T 18204.2—2014

《公共场所集中空调通风系统卫生规范》WS 394—2012

《建筑通风效果测试与评价标准》JGJ/T 309—2013

《公共场所空气中可吸入颗粒物（PM10）测定方法　光散射法》WS/T 206—2001

（3）检测原理：可吸入颗粒物测定方法主要分为以下几种：滤膜称重法、光散射法、β射线吸收法和微量振荡天平法。重量法是最直接、最可靠的方法，是验证其他方法是否准确的标杆。β射线吸收法和微量振荡天平法可以实现自动连续检测，多应用与大气环境检测业务。光散射法方法可以实时检测，但需要使用不同的校正系数去除颗粒物化学组成、形状、比重、粒径分布等因数产生的不确定性。作为现场快速检测，在这里我们介绍光散射法。

1）原理：光散射法的原理，当光照射在空气中悬浮的颗粒物上时，产生散射光，在颗粒物性质一定的条件下，颗粒物的散射光强度与质量浓度成正比。通过测量散射光强度，应用质量浓度转换系数 k 值，求得颗粒物质浓度。

2）仪器要求

颗粒物捕集特性：$Da_{50}=10\mu m \pm 0.5\mu m$，$\sigma g=1.5 \pm 0.1$。

其中，Da_{50} 为捕集效率为 50% 时所对应的颗粒物空气动力学直径；σg 为捕集效率的几何标准差。

测量灵敏度：对于校正粒子，仪器计数 $1CPM=0.001mg/m^3$。（CPM 为每分钟脉冲计数值，相对浓度的一种表示方法。）

相对误差：对于校正粒子测量相对误差小于 ±10%。（注：校正粒子为平均粒径 0.6μm，几何标准偏差 $\sigma \leqslant 1.25$ 的聚苯乙烯粒子。）

测量范围：$0.001~10mg/m^3$。

仪器应内设出厂前已标定的具有光学稳定性的自校装置。

3）K 值：光散射法可吸入颗粒物检测仪器需要有 K 值设定。仪器可以设置保存不同的 K 值，方便不同场合的重复测量，避免每次测量前重复设置。K 值是标准状态空气中可吸入颗粒物 PM10 质量浓度与粉尘仪测定的相对浓度的比值。K 值的测量方法有两种：

用仪器测定标准气溶胶值。

K 值 = 标准样浓度值 / 仪器示值，记录下计算得出的 K 值结果。

称重法 K 值

将仪器与称重法同时进行 24 小时测量。

K 值 = 称重法浓度值 / 仪器示值，记录下计算得出的 K 值结果。

需要注意：不同地区、不同环境、不同类别场所的 K 值会有所不同。需要分别计算。在 K 值的设定时要与以要考虑。

（4）操作要点

1）开机。

2）调零（自校准）。按要求对仪器惊醒期间核查和使用前的光学系统自校准。

3）根据环境状况设定仪器采样时间与量程。根据仪器功能可设定统计数值：包括最小值、最大值、平均值及 TWA 等。

4）检测并记录结果。安装组装好的可吸入颗粒物（PM10）的切割头、撞击盘和底座。进行测试并查看检测结果。

5）测试完毕后，关闭仪器，并取下切割器。如需测试其他粒径的颗粒物，可在关机状态下更换切割器，然后重新开机操作，操作步骤同上。

● 注意事项

1）根据检测场所类别，环境状况等调整和设定仪器的质量浓度转换系数 K 值。

2）当仪器维修后需关注 K 值标准值的确认。

3）仪器每次使用前需要进行调零（自校准）。

4）每次采样前撞击片要用异丙醇清洁干净并晾干后涂抹硅脂（油）方可使用。

5）环境条件在相对湿度小于 90%，平均风速小于 1m/s，使用仪器检测的 PM10 数据才有效。

（5）结果判定

1）公共场所中洗浴和游泳馆中未设定 PM10 限量指标。

2）其他公共场所及住宅、办公建筑物室内可吸入颗粒物 PM10 日平均最高容许浓度为 0.15mg/m³。

3）旅店招待所、文化娱乐场所、理发店、酒吧、咖啡馆、茶馆、最高容许浓度为 0.20mg/m³。

4）体育馆、展览馆、车厢、船舱候车室 PM10 最高容许浓度为 0.25mg/m³。

9. 细颗粒物 PM2.5

（1）检测意义

细颗粒物指环境空气中空气动力学当量直径小于等于 2.5 微米的颗粒物。它能较长时间悬浮于空气中，其在空气中含量浓度越高，就代表空气污染越严重。虽然 PM2.5 只是地球大气成分中含量很少的组分，但它对空气质量和能见度等有重要的影响。与较粗的大气颗粒物相比，PM2.5 粒径小，面积大，活性强，易附带有毒、有害物质（例如，重金属、微生物等），且在大气中的停留时间长、输送距离远，因而对人体健康和大气环境质量的影响更大。

建筑室内 PM2.5 的来源可以分为两大类，一是室内 PM2.5 污染源的释放，二是室外 PM2.5 污染向室内环境的传输，两者的共同作用决定了室内空气环境中 PM2.5 的浓度和组成。一般而言，室外细颗粒物（PM2.5）主要来自日常发电、工业生产、汽车尾气排放等过程中石化经过燃烧而排放的残留物、挥发性有机物等，大多含有重金属等有毒物质。室外 PM2.5 的污染情况会影响室内 PM2.5 的浓度。

对于办公建筑，打印机和复印机等办公设备的运行和使用是室内 PM2.5 的主要来源。对于设置有餐饮功能的公共建筑，餐饮区域的 PM2.5 主要来源于餐厅炊事，在餐厨联通的区域尤为明显。不同城市、不同建筑类型的室内均存在不同程度的 PM2.5 污染，低时可低于 $10\mu g/m^3$，高时可超过 $500\mu g/m^3$。影响室内 PM2.5 浓度的原因之一是室内的人员活动，测试表明，商场内颗粒物浓度下午高于上午，其主要原因是商场内下午人流量比上午大；另外，人员吸烟、打印机等办公设备的使用，也是影响建筑室内 PM2.5 浓度的重要原因。不同的烹饪方式会导致不同的 PM2.5 浓度，火锅或烧烤等餐厨联通的餐饮场所室内 PM2.5 浓度也会比餐厨分开的餐饮场所高。除上述人为影响外，室内细颗粒物浓度与房间结构、卫生条件、通风方式、居住人口多少和居住者活动情况有关。同时还与室内外风速、湿度有关。

（2）检测依据

《环境空气质量标准》GB 3095—2012

《公共场所卫生检验方法》GB/T 18204.2—2014

《建筑通风效果测试与评价标准》JGJ/T 309—2013

（3）检测原理

1）原理：当光照射在空气中悬浮的颗粒物上时，产生散射光，在颗粒物性质一定的条件下，颗粒物的散射光强度与质量浓度成正比。通过测量散射光强度，应用质量浓度转换系数 k 值，求得颗粒物质浓度。

2）仪器要求：颗粒物捕集特性 $Da_{50}=2.5\mu m \pm 0.2\mu m$，$\sigma g=1.2 \pm 0.1$。

其中，Da_{50} 为捕集效率为 50% 时所对应的颗粒物空气动力学直径；σg 为捕集效率的几何标准差。

测量灵敏度：对于校正粒子（校正粒子为平均粒径 0.6μm，几何标准偏差 σ ≤1.25 的聚苯乙烯粒子），不低于 0.001mg/m³。

测量相对误差：对于校正粒子，测量相对误差小于 ±10%。

测量范围：不小于 0.001~0.5mg/m³。

仪器应内设出厂前已标定的具有光学稳定性的自校装置。

3）K 值：光散射法可吸入颗粒物检测仪器需要有 K 值设定。仪器可以设置保存不同的 K 值，方便不同场合的重复测量，避免每次测量前重复设置。K 值是标准状态空气中可吸入颗粒物 PM10 质量浓度与粉尘仪测定的相对浓度的比值。K 值的测量方法有 2 种：

用仪器测定标准气溶胶值。

K 值 = 标准样浓度值 / 仪器示值，记录下计算得出的 K 值结果。

称重法 k 值

将仪器与称重法同时进行 24 小时测量。

K 值 = 称重法浓度值 / 仪器示值，记录下计算得出的 K 值结果。

需要注意：不同地区、不同环境、不同类别场所的 K 值会有所不同。需要分别计算。在 K 值的设定时要与以要考虑。

（4）操作要点

1）开机。

2）调零（自校准）：按要求对仪器惊醒期间核查和使用前的光学系统自校准。

3）根据环境状况设定仪器采样时间与量程。根据仪器功能可设定统计数值：包括最小值、最大值、平均值及 TWA 等。

4）检测并记录结果：安装组装好的细颗粒物（PM2.5）的切割头、撞击盘和底座。进行测试并查看检测结果。

5）每个检测点重复测定 5 次。

● 注意事项

1）根据检测场所类别，环境状况等调整和设定仪器的质量浓度转换系数 K 值。当仪器维修后需关注 K 值标准值的确认。

2）仪器每次使用前需要进行调零（自校准）。

3）每次采样前撞击片要用异丙醇清洁干净并晾干后涂抹硅脂（油）方可使用。

4）检测点环境条件平均风速应小于 1m/s。

（5）结果判定：由于我国对 PM2.5 的研究起步晚，发布较早的标准中仅规定了 PM10 的浓度要求。《建筑通风效果测试与评价标准》（JGJ/T 309—2013）于 2013 年 7 月 26 日发布，2014 年 2 月 1 日起执行，该标准适用于民用建筑通风效果的测试与评价，其中规定了室内 PM2.5 日平均质量浓度宜小于 75μg/m³。《环境空气质量标准》（GB 3095—2012）自 2016 年 1 月 1 日起在全国实施，其中 24 小时平均浓度一级小于 35μg/m³ 二级小于 75μg/m³。

10. 甲醛

（1）检测意义：甲醛（CH_2O）亦称蚁醛，是最简单的醛类，是一种可燃、无色及有刺激性的气体。它不仅大量存在于多种装饰物品中，也可来自建筑材料，还可来自化妆品、清洁剂、消毒剂、防腐剂等。人的甲醛嗅觉阈为 0.06~0.07mg/m³，但个体差异很大；甲醛有刺激性，0.15mg/m³ 可引起眼红、眼痒、流泪、咽喉干燥发痒、喷嚏、咳嗽、胸闷等；甲醛还可引起变态反应，主要是过敏性哮喘，大量时可引起过敏性紫癜；遗传毒性研究发现甲醛能引起基因突变和染色体损伤并能引起机体免疫水平失调等。室内空气中甲醛含量，是评价居室室内空气质量是否合格的一项重要指标。

（2）检测依据

《公共场所卫生标准》GB 9663~9673—1996

《居室内空气中甲醛卫生标准》GB/T 16127—1995

《室内空气质量标准》GB/T 18883—2002

《公共场所卫生检验方法》GB/T 18204.2—2014

（3）检测原理：检测甲醛的方法根据《公共场所卫生检验方法》（GB/T 18204.2—2014）第 2 部分：化学污染物 甲醛，其中有 AHMT 分光光度法、酚试剂分光光度法、气相色谱法、光电光度法、电化学传感器法。适用于现场快检的有光电光度法、电化学传感器法。

1）光电光度法分析法的原理：气体吹到含有反应试剂的检测试剂片（TAB）上时，与试剂片组合在一起的浸有发色剂的纸发生化学反应而变色。甲醛同纸接触后含在纸里的试药就会同甲醛反应生成化合物，颜色就会从白色变成黄色。变色的程度可反映出所受光的反射光量。反射光量的强度变化率可以作为气体浓度的应答。预先设定检量线，便可通过检测对象气体的应答值来决定气体的浓度。

2）仪器要求

最小分辨率：0.01ml/m³。

响应时间：$t_{95\%}$ ≤15min。

测量范围：0.02~1.25mg/m³

在甲醛浓度 0.02~1.25mg/m³ 范围内，重复测量的相对标准差应 <7%。

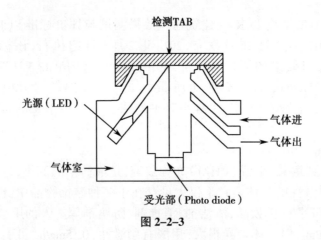

图 2-2-3

测量不确定度：在 $0.01\sim0.8mg/m^3$ 范围内，于酚试剂分光光度法比较 ROU 应 <25%。

电化学传感器法原理及对仪器要求：甲醛气体通过传感器，在电解质催化作用下，甲醛分子在电极上发生氧化还原反应而形成电子转移，在外电压作用下形成与甲醛浓度成正比的电流。

3）仪器要求

最小分辨率：$0.01ml/m^3$。

响应时间：$t_{95\%} \leqslant 3$ 分钟。

用甲醛标准气或酚试剂分光光度法对仪器进行比对测试，气相对偏差 $\leqslant15\%$。

测量范围：$0.2\sim5mg/m^3$

在甲醛浓度 $0.2\sim5mg/m^3$ 范围内，重复测量的相对标准差应 $\leqslant15\%$。

（4）操作要点

1）光电光度法分析法

放置检测试剂片：放开手指，慢慢放下盖子，用手指按下检测试剂片盖子中央，防止接口处混入水滴、粉尘等异物。

仪器开机。选择试剂片类型，一般会有两种类型可供选择，即高浓度和低浓度检测用。

测量。测量剩余时间会在屏幕显示。测量完毕后，屏幕直接显示测量数据。

间隔 10 分钟重复测量 1 次，共重复 3 次。

取全部数据的算数平均值。

2）电化学传感器法

开机，预热。

待仪器稳定后,每分钟读取 1 个数值,连续读 5 次。

间隔 10 分钟重复 1 次,共重复 5 次。

取全部数据的算数平均值。测量结束。

● 注意事项

住宅、办公建筑物检测值要求为 1 小时平均值。

按要求对仪器进行期间核查和使用前校准。

仪器进气口应离开人体正面呼吸带 1m。

记录现场温度、大气压和相对湿度。大气压或温度湿度的变化可能影响到气体浓度的检测。

电化学分析法环境条件要求:湿度 25%~75%。

电化学分析法干扰气体:H_2S、SO_2、乙醇、氨和甲醇气体。当空气中甲醛与上述气体共存时,应根据干扰物浓度与本法仪器之间的相应关系对测量值予以校正。

光电光度法需要定期检查泵的吸引动作确认(泵的声音是正常还是有异常)和传感器。

当更换检测气体及检测过高浓度气体后,仪器内的残留气体可能影响到下次检测,因此要在清新的空气中进行预先吸引以排净残留气体。预先吸引的方法(可随时作预先吸引的操作)取出检测试剂片,启动仪器完成。

检查光电光度法传感器时,请尽量使用新的检测试剂片,如果使用用过的或开封很久等这些发生很大变质问题的检测试剂片的话,可能会显示传感器不良的字样。

在安装光电光度法检测试剂片时,注意接口处不能混入水滴,粉尘等异物。

光电光度法试纸上涂有特殊的试验药物,请不要用手指或物体触摸。否则检测能力将下降。

光电光度法仪器的附近使用对讲机等电器,电器干扰可能对气体浓度的检测造成影响,并且成为仪器损坏的原因。

光电光度法连续检测高浓度(0.5ppm 以上)有吸附性的气体时,由于吸附于配管内的气体的影响可能无法进行正确的检测(显示会比实际的浓度要高),因此一定要使用空气(不含检测气体)来进行清洁,排除配管内吸附的气体后再进行检测。不能堵塞排气口,否则无法进行准确的检测。

(5)结果判定

1)公共场所中洗浴、游泳馆、公共交通设施未设定甲醛限量卫生指标。

2)旅店业、文化娱乐场所、理发店、美容店、体育馆、图书馆、博物馆、美术馆、展览馆商场(店)、书店、医院候诊室、公共交通等候室、饭馆(餐厅)公共场所均限定甲醛的最高容许浓度为 0.12mg/m³。

3）《居室内空气中甲醛卫生标准》（GB/T 16127—1995）（最高容许浓度）为 0.08mg/m³。

4）《室内空气质量标准》（GB/T 18883—2002）住宅、办公建筑物最高容许浓度 0.10mg/m³。

5）仪器检测结果单位显示为 ppm 时，则应当通过测定出的空气温度、气压等指标换算出实际的 mg/m³ 浓度。

11. 氨

（1）检测意义：氨（NH_3）或称氨气，是一种无色气体，极易溶于水。氨是许多食物和肥料的重要成分，也是药物直接或间接的组成成分。氨气主要来自建筑施工中使用的混凝土外加剂起防冻剂作用，墙体随着温、湿度等环境因素的变化而还原成氨气从墙体中缓慢释放出来，造成室内空气中氨的浓度大量增加。室内空气中的氨也可来自室内装饰材料中的添加剂和增白剂。公共场所中氨可来自烫染发剂。

氨是一种碱性物质，溶解度极高，它对所接触的皮肤组织都有腐蚀和刺激作用，主要对动物或人体的上呼吸道有刺激和腐蚀作用，减弱人体对疾病的抵抗力。氨气使人出现流泪、咽痛、声音嘶哑、咳嗽、痰带血丝、胸闷、呼吸困难，可伴有头晕、头痛、恶心、呕吐、乏力等症状，严重者可发生肺水肿、成人呼吸窘迫综合征，同时可能发生呼吸道刺激症状。

（2）检测依据

《工作场所有害因素职业接触限值–化学有害因素》GBZ 2.1—2007

《理发店、美容店卫生标准》GB 9666—1996

《室内空气质量标准》GB/T 18883—2002

《公共场所卫生检验方法》GB/T 18204.2—2014

（3）检测原理

《公共场所卫生检验方法》（GB/T 18204.2—2014）第 2 部分：化学污染物氨中有三种检测方法：靛酚蓝分光光度法，纳氏试剂分光光度法，离子选择电极法。氨的快速检测标准目前尚未发布。纳氏试剂光度法，靛酚兰光度法等国标航标里规定的这些方法，现场采样后样品需运输到实验室分析。便携式气体检测仪（氨气敏电极检测仪）；溴酚蓝检测管法、百里酚蓝检测管法作为现场应急快速检测这些方法又大多最小量程较高，测量范围很宽，不适合公共场所室内空气氨检测。因此，近几年市场上出现了基于国标法的现场纳氏试剂分光光度法的快检仪器和一些国外的检测管已经能满足公共场所现场氨的检测。因此这里介绍纳氏试剂分光光度法现场法和检测管法。

1）纳氏试剂比色法原理：用稀硫酸溶液吸收空气中的氨，生成的铵离子与纳氏试剂反应生成黄棕色络合物，该络合物的吸光度与氨的含量成正比，在425nm波长处测量吸光度，根据吸光度计算空气中氨的含量。

这个方法需要化学反应试剂：氨吸收液（硫酸吸收液）、纳氏试剂、无氨蒸馏水。

便携式光度计：波长425nm，狭缝<20nm。仪器内置（或参照仪器说明建立仪器内置工作曲线）。

气泡吸收管（有称撞击器）：有10ml刻度线。

空气采样器：流量范围0.1~1.0L/min，采样流量为0.5L/min时，相对误差小于±5%。

仪器性能及测定浓度范围，测量范围等技术指标应满足公共场所氨标准限值检测的要求。测量范围：本法最低检出限为0.07mg/L，测定下限0.24mg/L，当吸收液体积为10ml，采样为15L时，测量范围0.16~3.3mg/m^3。

2）检测管法原理：

填充涂有化学试剂载体的透明管子，利用指示剂在化学反应中颜色的变化测定气体的浓度。

灵敏度：可测出的样品浓度应小于0.2mg/m^3；

测定范围：0.2~1.0mg/m^3；0.5~3.0mg/m^3

购买检测管时，应依据测定场所限量值购买相应灵敏度的测定范围的检测管。

（4）操作要点

1）纳氏试剂分光光度法：

①采样

连接吸收管（撞击器）与采样泵，吸收液吸收空气中氨。

空气采样结束后将吸收液转移至10ml比色瓶中。

②检测

吸收液空白和样品显色：采样后，将空白吸收液管和样品管分别加入纳氏试剂0.5ml，摇匀，放置5分钟（或按产品说明书操作）。

比色测定：打开仪器电源开关，选择空气中氨测量档位（按说明书操作）。将显色的空白和样品溶液分别倒入比色瓶中，先将空白比色瓶放入比色槽中，盖上仪器遮光盖。按"调零"键，此时仪器显示0.00。取出空白比色瓶，将样品比色瓶放入比色槽中，盖遮光盖。按"样品"键进行测量。记录显示屏浓度值（mg/L）或（mg/m^3）。

若样品浓度值超过仪器内置工作曲线上限，应立刻重新配制试剂空白管，用显色后的试剂空白稀释超标样品，否则应减少采样体积，重新采样测定。

2）检测管法

①气密性检查：取 1 支检测管，直接插入手动采样器，不能抽动。

使用检测管切割器或手动采样器端头切断器，分别切断检测管两端。

按检测管上标记箭头方向插入采样器进气口端。

按照产品说明书抽取气体并等待一定时间。

从采样泵中取下检测管，按产品说明书要求读取测定结果。

• 注意事项

仪器检测结果单位为 mg/m^3，可直接依照卫生标准进行判定。仪器检测结果单位显示 ppm 则应当通过测定出的空气温度、气压等指标换算单位。

所有试剂必须在产品的有效期内使用，每次更换不同批号时，应用有证标准物质进行核查。

②纳氏试剂分光光度法：当样品溶液的吸光度值高于测定上限时，可用显色试剂空白溶液稀释，但稀释倍数不应大于 6 倍；或适当减少采样体积后重新采样测定。采样时间取决于采样周围环境的污染程度。空气中污染物浓度高，采样时间短；否则时间较长。

纳氏试剂毒性较大，取用时必须小心，接触到皮肤时，应立即用水冲洗；含纳氏试剂的废液，应集中处理。

仪器定期进行精密度和准确度的期间核查，精密度核查时应至少测定 n=6 的样品，计算均值、标准差和相对标准偏差，相对标准偏差应符合本方法的技术指标要求。

核查仪器内置工作曲线：定期用有证标准物质对仪器进行核查，如核查值超出证书允差范围，应及时与厂家联系，予以纠正。

③检测管法：读取检测管测定结果时，应按照产品说明书规定的界面进行读取。

检测时，应记录现场温度、相对湿度和大气压，同时按照产品说明书中的修正系数进行修正。

检测管必须与专用采样泵及附件配套使用。

检测管应放置阴凉、干燥的室内环境中，避光保存，产品有特殊要求的，应按照说明书要求保存。

现场检测时，抽取气体的次数必须符合产品说明书要求。

采样泵抽取气体时一定将采样泵内的空气排空。

气体抽入采样泵后等待时间应符合说明书要求。

（5）结果判定

1）公共场所标准中《理发店、美容店卫生标准》（GB 9666—1996）只对理发店 NH_3 做了限定，最高容许浓度为 $0.5mg/m^3$。

2）《室内空气质量标准》（GB/T 18883—2002）规定了居室及办公建筑内氨的浓度限量为 0.2mg/m^3。

3）职业卫生标准《工作场所有害因素职业接触限值化学有害因素》（GBZ 2.1—2007）中 8 小时时间加权平均容许浓度限值为 20mg/m^3，短时间接触容许浓度为 30mg/m^3。

12. 总挥发性有机物（TVOC）

（1）检测意义：总挥发性有机物（total volatile organic compounds, TVOC）。WHO 定义为沸点范围的下限为 50~100℃，上线为 240~260℃包括的全部有机化合物。GB/T 18883 是指用气相色谱非极性柱分析保留时间在正己烷和正十六烷之间并包括它们在内的已知和未知的挥发性有机化合物。即对 C_6~C_{16} 之间的峰选择 10 个较大的峰分别定性定量，其余的峰按面积归一化法以甲苯定量，两者之和为 TVOC。GB 50325 指定苯、甲苯、二甲苯、乙苯、苯乙烯、乙酸丁酯、十一烷为定性定量组分，其余一甲苯定量，两者之和为 TVOC。TVOC 主要成份为烃类、卤代烃、氧烃和氮烃，它包括：苯系物、有机氯化物、氟里昂系列、有机酮、胺、醇、醚、酯、酸和石油烃化合物等。

室内的 TVOC 主要是由建筑材料、室内装饰材料及生活和办公用品等散发出来的。如建筑材料中的人造板、泡沫隔热材料、塑料板材，室内装饰材料中的油漆、涂料、黏合剂、壁纸、地毯，生活中用的化妆品、洗涤剂等，办公用品主要是指油墨、复印机、打字机等。在由室内装饰装修材料造成的室内空气污染中，TVOC 是一种很普遍且对人体危害较大的一类污染物。家用燃料及吸烟、人体排泄物及室外工业废气、汽车尾气、光化学污染也是影响室内总挥发性有机物（TVOC）含量的主要因素。它种类多、成分复杂，长期低剂量释放，对人体危害较大。

TVOC 可有嗅味，有刺激性，而且有些化合物具有基因毒性。目前认为，TVOC 能引起机体免疫水平失调，影响中枢神经系统功能，出现头晕、头痛、嗜睡、无力、胸闷等自觉症状；还可能影响消化系统，出现食欲不振、恶心等，严重时可损伤肝脏和造血系统，出现变态反应等。一般认为，正常的、非工业性的室内环境 TVOC 浓度水平还不至于导致人体的肿瘤和癌症。当 TVOC 浓度为 3.0~25mg/m^3 时，会产生刺激和不适，与其他因素联合作用时，可能出现头痛；当 VOC 浓度大于 25mg/m^3 时，除头痛外，可能出现其他的神经毒性作用。

室内空气中 TVOC 的含量，已经成为评价室内空气质量是否合格的一项重要指标。

（2）检测依据

《室内空气质量标准》GB/T 18883—2002

《民用建筑工程室内环境污染控制规范》GB 50325—2010

《公共场所卫生检验方法》GB/T 18204.2—2014

（3）检测原理：检测的方法在《公共场所卫生检验方法》（GB/T 18204.2—2014）第 2 部分：化学污染物 总挥发性有机物 同 GB/T 18883—2002 附录 C 室内空气中总挥发性有机物的检验方法 热解析/毛细管气相色谱法

实验室检测通常都采用气相色谱法，但也有采用傅里叶变换红外光谱法、荧光光谱法、离子色谱法和反射干涉光谱法等。

现场检测有：电化学检测法，光电离子 PID 传感器检测法。

目前国标中尚未有 TVOC 的快速检测方法，然而在随着科技的发展和实际应用中电化学传感器检测 TVOC 已经得到较多应用。

光离子化检测（Photoionization Detectors，PID）可以检测极低浓度（0~1000ppm）的挥发性有机化合物和其他有毒气体。很多发生事故的有害物质都是 TVOC，因而对 TVOC 检测具有极高灵敏度的 PID 就在应急事故检测中有着无法替代的用途。

1）原理：紫外光源将有机物打成可被检测器检测到的正负离子（离子化）。检测器测量离子化了的气体的电荷并将其转化为电流信号，电流被放大并显示出浓度值。在被检测后，离子重新复合成为原来的气体和蒸气。PID 是一种非破坏性检测器，它不会"燃烧"或永久性改变待测气体，经过 PID 检测的气体仍可被收集做进一步的测定。

2）技术参数：检测范围和精密度应当满足指标限制判定的需要。例如：多数仪器满足低浓度值检测需要。工作温度：14~140°F（−10~60℃）

（4）操作要点

1）启动预热。

2）样品测定，设定检测项目指标、采样间隔时间、显示时间、采样时间、现场间歇进样测定。仪器连续记录。

3）同时记录温度、相对湿度、空气流速、大气压。

4）关机。

● 注意事项

仪器按要求时间预热。

检测值要求为 8 小时平均值。

指标判定单位为 mg/m^3。

（5）结果判定

《室内空气质量标准》（GB/T 18883—2002）中规定室内空气中 TVOC 限值为 $0.6mg/m^3$。

《民用建筑工程室内环境污染控制规范》（GB 50325—2010）中规定，I 类民用建筑工程室内空气中 TVOC 限值为 $0.5mg/m^3$，Ⅱ类民用建筑工程室内空气中 TVOC 限值为 0.6mg/m³。

13. 臭氧

（1）检测意义：臭氧（O_3）是地球大气中一种微量气体,在常温常压下,稳定性极差,常温下可自行分解为氧气。臭氧具有强烈的刺激性,吸入过量对人体健康有一定危害。它强烈刺激人的呼吸道,造成咽喉肿痛、胸闷咳嗽、引发支气管炎和肺气肿;臭氧会造成人的神经中毒,头晕头痛、视力下降、记忆力衰退;臭氧会对人体皮肤中的维生素 E 起到破坏作用,致使人的皮肤起皱、出现黑斑;臭氧还会破坏人体的免疫机能,诱发淋巴细胞染色体病变,加速衰老,致使孕妇生畸形儿;紫外光或可导致空气离子化的设备都可能产生臭氧。这些设备包括复印机、激光打印机和电离器。但由于它的化学活性高,通常在产源的附近才会达致很高浓度,而一般不会积累在室内空气中。复印机墨粉发热产生的臭氧及有机废气更是一种强致癌物质,它会引发各类癌症和心血管疾病。空气中的臭氧浓度达到 0.02ppm 时,嗅觉灵敏的人便可察觉,称之为感觉临界值,浓度在 0.15ppm 时为嗅觉临界值,一般人即可嗅出,这也是卫生标准点。低浓度的臭氧可消毒。一般森林地区臭氧浓度即可达到 0.1ppm,但超标的臭氧则是个无形杀手。因此,臭氧和有机废气所造成的危害必须引起人们的高度重视。

（2）检测依据

《室内空气中臭氧卫生标准》GB/T 18202—2000

《室内空气质量标准》GB/T 18883—2002

《环境空气臭氧的测定　靛蓝二磺酸钠分光亮度法》GB/T 15437—1995

《公共场所卫生检验方法　第 2 部分:化学污染物》GB/T 18204.2—2014

《环境空气　臭氧的测定　紫外光度法》HJ 590—2010

（3）检测原理

1）紫外光度法原理:当样品空气以恒定的流速通过除湿器和颗粒物过滤器进入仪器的气路系统时分成两路,一路为样品空气,一路通过选择性臭氧洗涤器成为零空气,样品空气和零空气在电磁阀的控制下交替进入样品吸收池（或分别进入样品吸收池和参比池）,臭氧对 253.7nm 波长的紫外光有特征吸收。零空气通过吸收池时检测的光强度为 I_0,样品空气通过吸收池时检测的光强度为 I,则为 I/I_0 为透光率,仪器的微处理系统根据朗伯比尔定律公式,由透光率计算出臭氧浓度。

2）仪器参数

紫外检测器接收波长 253.7nm 处辐射的 99.5%。

采样泵抽吸空气流过臭氧分析仪,能保持流量在 1~2L/min。

精密度置信水平为 95% 时,方法的重复性精密度小于 ± 5%。

测定环境空气中臭氧的重复性在 ±3.5%。

准确度：方法的准确度优于测量浓度的 ±4%。

（4）操作要点：严格按仪器说明书操作各仪器，待仪器充分预热后，进行校准和检测：

1）仪器的校准

用紫外校准光度计校准传递标准。

用紫外校准光度计校准臭氧发生器类型的传递标准。

用紫外校准光度计校准臭氧分析仪类型的传递标准。

用传递标准校准环境臭氧分析仪。

2）环境空气中臭氧的测定

开机，进行初始化和预热。

样品测定，按仪器操作说明正确设置各种参数（采样间隔时间，显示时间，采样时间，现场间歇进样测定等）。仪器连续记录。

同时记录温度、相对湿度、空气流速、大气压。

关机。

● 注意事项

根据仪器的不同要求至少要预热 30~120 分钟以上。因为在开机初始化后若干分钟内的臭氧读数可能不准确，这段时间需要来稳定灯、发光二极管和吸收池温。

仪器进气口不可正对来风方向。

两次测量的间隔时间最好大于 30 分钟。

有些有机物如硝基甲酚、甲苯等会干扰臭氧紫外亮度法的检测结果。

仪器出厂时已校准，然而仪器的零点会随着时间漂移，仪器需要经常调零。仪器的任何斜率（增益）上的变化可能是出诸如污染，空气漏，空气阻塞或仪器内部臭氧刮洗器缺乏催化活性而引起，但同样可调节。建议日常维护使用一个外部刮洗器确定偏差，经常调零。臭氧刮洗器，应该至少每运行 6 个月更换一次。

（5）结果判定

1）臭氧检测结果以小时平均浓度表示。

2）《室内空气中臭氧卫生标准》（GB/T 18202—2000）中规定臭氧的小时平均最高容许浓度为 $0.1mg/m^3$。

3）《室内空气质量标准》（GB/T 18883—2002）中规定为 $\leqslant 0.16mg/m^3$。

14. 硫化氢

（1）检测意义：硫化氢（H_2S）是一种无机化合物，正常情况下是一种无色、易燃的酸性气体，浓度低时带恶臭，气味如臭蛋；浓度高时反而没有气味（因为高浓度的硫化氢可以麻痹嗅觉神经）。它能溶于水，0℃时1mol水能溶解2.6mol左右的硫化氢。硫化氢的水溶液叫氢硫酸，是一种弱酸，当它受热时，硫化氢又从水里逸出。硫化氢是一种急性剧毒，吸入少量高浓度硫化氢可于短时间内致命。低浓度的硫化氢对眼、呼吸系统及中枢神经都有影响。

硫化氢自然存在于原油、天然气、火山气体和温泉之中。少量的硫化氢在原油中、但天然气可以包含高达90%硫化氢。它也可以在细菌分解有机物的过程中产生。人体释放出的屁含有极小量的硫化氢。

（2）检测依据

《工作场所有害因素职业接触限值》GBZ 2—2002

《温泉企业服务质量等级划分与评定》LB/T 016—2011

《评定工业企业设计卫生标准》TJ 36—79

《恶臭污染物排放标准》GB 14554—93

《公共场所卫生检验方法　第2部分：化学污染物　硫化氢测定方法》（引用GB/T 11742—1989）GB/T 18204.2—2014

《居住区大气中硫化氢卫生检验标准方法　亚甲蓝分光光度法》GB/T 11742—1989

《工作场所空气中硫化物的测定方法》GBZ/T 160.33—2004

《空气质量　恶臭的测定　三点比较式臭袋法》GB/T 14675—1993

《空气质量　硫化氢、甲硫醇、甲硫醚和二甲二硫的测定　气相色谱法》GB/T 14678—1993

（3）检测原理：检测硫化氢的现场方法也有多种。①用化学方法测定硫化氢的存在和含量：醋酸铅试纸法、安瓿瓶法、抽样检测管法。②用电子探测仪测定硫化氢的存在和含量：声光报警和硫化氢含量显示（固定式和便携式两种）。③用生物检测硫化氢的存在：用生物检测硫化氢的存在是一种辅助检测方法。

1）化学方法

①醋酸铅试纸法：将醋酸铅试液涂在白色试纸上，试纸仍为白色，当与硫化氢气体接触时，会变成棕色或黑色。让试纸与被测区空气接触3~5分钟，根据色谱带对照试纸改变颜色的深度可判断硫化氢的浓度（在使用时注意将试纸蘸上水）。是一种定性方法。

试液配方：10g醋酸+100ml醋酸（或蒸馏水）

测量原理：$Pb(CH_3COO)_2 + H_2S \ PbS$（棕色或黑色）$+ 2CH_2COOH$

②安瓿瓶法：安瓿瓶内装有白色$Pb(CH_3COO)_2$固体颗粒，瓶口由海绵塞住，硫化氢气体可通过海绵侵入瓶内与反应，使醋酸颗粒变黑，是一种定性、半

定量测量方法。

③抽样检测管法：检测管由厂家专门生产的，管内装有浸过醋酸铅的固体颗粒。当含有硫化氢气体的空气通过检测管时，空气中硫化氢的含量越高，检测管变黑的长度就越长，可以在检测管上的刻度上读取数据，计算硫化氢的含量。这种测量方法检测精度高，成本低，但测量操作复杂，测量精度受检验人员熟练程度的影响。

2）生物检测：用生物检测硫化氢的存在是一种辅助检测方法，它不能测定毒气种类和含量，只能显示可能有毒气或窒息性气体的存在。由于硫化氢，二氧化硫比空气重，会在通风不良和低洼处位置聚集，将对硫化氢极为敏感的禽类放置于硫化氢可能泄漏和聚集的位置，当硫化氢发生泄漏、操作人员发现禽类被毒死时，应立即用检测仪器测定有害气体种类和含量。

3）电子探测仪：电子探测仪类型很多。一般电子探测仪都具有声光报警和硫化氢含量显示功能，有的还能实现远距离控测。安培型电化学传感器，通常由浸没在电解液中的三个电极构成。工作电极：用具有催化活性的金属，电化学反应中参加反应的电子流入（还原）或流出（氧化）工作电极。基准电极：电解液中的工作电极提供一个稳定的电位。测量电极：一个完整的电化学传感器所需要的第二电极，其主要作用是允许电子进入或流出电解液。

（4）操作要点：因型号较多，请根据使用指南操作仪器。

● 注意事项

1）注意各种不同传感器间的检测干扰。

2）注意检测仪器的浓度测量范围必须要能满足检测目的。

3）提高气体检测仪精度。

4）气体检测仪长时间运用以后需要重新校准。

（5）结果判定

1）GBZ 2.1—2007 工作场所有害因素职业接触限值　第 1 部分：化学有害因素　最高容许浓度：10mg/m³。

2）TJ 36—79 车间空气中有害物质的最高容许浓度：10mg/m³，居住区大气中有害物质的最高容许浓度：0.01mg/m³（一次值）。

3）GB 14554—93 恶臭污染物厂界标准：一级 0.03mg/m³；二级 0.06~0.10mg/m³；三级 0.32~0.60mg/m³。

4）LB/T 016—2011 温泉企业服务质量等级划分与评定：H_2S（硫磺泉）应符合 GBZ 2 的卫生要求，检测方法按 GBZ/T 160.33 和 GB 11742 执行。

附录：关于空气中物质浓度的表示方法及换算

对环境大气（空气）中污染物浓度的表示方法有两种：

质量浓度表示法：每立方米空气中所含污染物的质量数，即 mg/m^3

体积浓度表示法：一百万体积的空气中所含污染物的体积数，即 ppm 大部分气体检测仪器测得的气体浓度都是体积浓度（ppm）。而按我国规定，特别是环保部门，则要求气体浓度以质量浓度的单位（如：mg/m^3）表示，我们国家的标准规范也都是采用质量浓度单位（如：mg/m^3）表示。

使用质量浓度单位（mg/m^3）作为空气污染物浓度的表示方法，可以方便计算出污染物的真正量。但质量浓度与检测气体的温度、压力环境条件有关，其数值会随着温度、气压等环境条件的变化而不同；实际测量时需要同时测定气体的温度和大气压力。而在使用 ppm 作为描述污染物浓度时，由于采取的是体积比，不会出现这个问题。

1. ppm 与 mg/m^3 的换算：

$$mg/m^3 = \frac{M}{22.4} \times ppm \times \frac{273}{273+T} \times \frac{Ba}{101\,325}$$

上式中：M——气体分子量

　　　　ppm——测定的体积浓度值

　　　　T——温度

　　　　Ba——压力

$$mg/m^3 = ppm \times \frac{M}{22.4} \times \frac{273}{273+T} \times \frac{Ba}{101\,325}$$

当温度为 0℃ 或 20℃ 气压为 101.3KPa 时

换算公式简化为：

$$mg/m^3 = ppm \times A_{(0/20)}$$

注：$A_{(0/20)}$ 通过分子量的换算表查得。

$ppm \times A_0$ 转换为以 mg/m^3 为单位的量（0℃，101.3kPa）；

$ppm \times A_{20}$ 转换为以 mg/m^3 为单位的量（20℃，101.3kPa）。

例：5ppmCO（分子量 28）=5 × 1.25=6.25mg/m^3（0℃）；

5ppmCO（分子量 28）=5 × 1.16=5.8mg/m^3（20℃）。

附表 1: 空气中物质浓度 ppm 与 mg/m³ 的换算用 A₍₀/₂₀₎查询表

（物质相对分子质量在 1~200 之间的温度为 0℃或 20℃，气压为 101.3kPa）

分子量	A_0	A_{20}	分子量	A_0	A_{20}	分子量	A_0	A_{20}
1	0.045	0.042	26	1.16	1.08	51	2.27	2.12
2	0.089	0.083	27	1.20	1.12	52	2.32	2.16
3	0.134	0.125	28	1.25	1.16	53	2.36	2.20
4	0.178	0.166	29	1.29	1.21	54	2.41	2.24
5	0.223	0.208	30	1.34	1.25	55	2.45	2.29
6	0.268	0.250	31	1.38	1.29	56	2.50	2.33
7	0.312	0.291	32	1.43	1.33	57	2.54	2.37
8	0.357	0.333	33	1.47	1.37	58	2.58	2.41
9	0.401	0.374	34	1.52	1.41	59	2.63	2.45
10	0.446	0.416	35	1.56	1.45	60	2.68	2.49
11	0.491	0.458	36	1.61	1.50	61	2.72	2.54
12	0.53	0.50	37	1.65	1.54	62	2.76	2.58
13	0.58	0.54	38	1.69	1.58	63	2.81	2.62
14	0.62	0.58	39	1.74	1.62	64	2.86	2.66
15	0.67	0.62	40	1.78	1.66	65	2.90	2.70
16	0.71	0.66	41	1.83	1.70	66	2.94	2.74
17	0.76	0.71	42	1.87	1.75	67	2.98	2.78
18	0.8	0.75	43	1.92	1.79	68	3.03	2.83
19	0.85	0.79	44	1.96	1.83	69	3.08	2.87
20	0.89	0.83	45	2.01	1.87	70	3.12	2.91
21	0.94	0.87	46	2.05	1.91	71	3.17	2.95
22	0.98	0.91	47	2.10	1.95	72	3.21	2.99
23	1.03	0.96	48	2.14	1.99	73	3.26	3.03
24	1.07	1.00	49	2.18	2.04	74	3.30	3.08
25	1.12	1.04	50	2.23	2.08	75	3.35	3.12

续表

分子量	A₀	A₂₀	分子量	A₀	A₂₀	分子量	A₀	A₂₀
76	3.39	3.16	88	3.92	3.66	100	4.46	4.16
77	3.43	3.20	89	3.97	3.70	110	4.91	4.57
78	3.48	3.24	90	4.01	3.74	120	5.4	4.99
79	3.52	3.28	91	4.06	3.78	130	5.8	5.40
80	3.57	3.32	92	4.10	3.82	140	6.2	5.81
81	3.61	3.37	93	4.15	3.87	150	6.7	6.24
82	3.66	3.41	94	4.20	3.91	160	7.1	6.65
83	3.70	3.45	95	4.24	3.95	170	7.6	7.04
84	3.74	3.49	96	4.28	3.99	180	8.0	7.49
85	3.79	3.53	97	4.33	4.03	190	8.5	7.91
86	3.84	3.57	98	4.37	4.07	200	8.9	8.32
87	3.88	3.62	99	4.42	4.12			

附表 2：常用空气质量参数化合物浓度

ppm 与 mg/m^3 的换算用 $A_{(0/20)}$ 表

化学名称	分子式	分子量	换算系数 A₀	换算系数 A₂₀
二氧化硫	SO_2	64.054	2.86	2.66
二氧化氮	NO_2	46.01	2.05	1.91
一氧化碳	CO	28.007	1.25	1.16
二氧化碳	CO_2	44.0098	1.96	1.83
甲醛	$HCHO$	30.0264	1.34	1.25
臭氧	O_3	47.9982	2.14	1.99
氨	NH_3	17.0307	0.76	0.71
苯	C_6H_6	78.114	3.48	3.24

但在实际计算工作中，可以忽略温度和压力的影响，可以记为：

$$mg/m^3 = ppm \times (M/22.4)$$

国外推荐的 ppb 转换 µg/m³ 的 TVOC 换算系数

（ ppb* 转换值 =µg/m³ ）

单位	转换值	单位	转换值
北欧建筑材料协会	4	德国健康指导	4
日本厚生省	4	德国技术中心	5
澳大利亚健康协会	5	ASHRAE/ACIH	5
丹麦健康研究所	5	芬兰 IAQ 和临床协会	4

ppm 与 % 的换算：

体积浓度是用每立方米的大气中含有污染物的体积数（立方厘米）或（ml/m³）来表示，常用的表示方法是 ppm，即 1ppm=1 立方厘米 / 立方米 =10^{-6}ml/m³。除 ppm 外，还有 ppb 和 ppt，他们之间的关系是：

1ppm=10^{-6}= 一百万分之一 =%/10000，

1ppb=10^{-9}= 十亿分之一，

1ppt=10^{-12}= 万亿分之一，

1ppm=10^3ppb=10^6ppt

第三节 学校卫生

一、概述

学校作为青少年重要的学习、生活场所，其卫生状况与学生的生长发育和身体健康密切相关。利用现场快速检测评价学校教学环境与生活环境是学校卫生监督工作的重要内容之一，也是促进学生健康的重要手段。根据《学校卫生综合评价》（GB/T 18205—2012）的规定，学校卫生现场快速检测涵盖传染病预防控制、生活饮用水卫生、教室环境卫生、生活环境卫生、公共场所卫生等专业，本节仅对教室环境卫生、生活环境卫生进行介绍，传染病预防控制、生活饮用水卫生、公共场所卫生详见本指南相应章节内容。

在学校卫生现场检测过程中，应根据检测指标及相应检测标准的要求采样布点，并防止检测环境（温度、湿度、光照、磁场、人员活动等）对检测结果的影响。

引用标准：

注：下列文件对于本章节的应用是必不可少的，其最新版本（包括所有的修改单）均适用于本章节，请在使用前做好查新工作。

《学校卫生综合评价》GB/T 18205—2012

《中小学校设计规范》GB 50099—2011

《学校课桌椅功能尺寸及技术要求》GB/T 3976—2014

《书写板安全卫生要求》GB 28131—2011

《中小学教室采光和照明卫生标准》GB 7793—2010

《采光测量方法》GB/T 5699—2008

《照明测量方法》GB/T 5700—2008

《图书馆、博物馆、美术馆、展览馆卫生标准》GB 9669—1996

《中小学教室采暖温度标准》GB/T 17225—1998

《中小学教室换气卫生标准》GB/T 17226—1998

《公共场所卫生检验方法　第 1 部分：物理因素》GB/T 18204.1—2013

《公共场所卫生检验方法　第 2 部分：化学污染物》GB/T 18204.2—2014

二、检测参数

1. 教室人均面积

（1）检测意义：教室人均面积是影响学生健康、舒适度和教学效果的重要因素。人均面积不足，活动范围受限，室内空气不良，增加呼吸道传染病发病和传播的风险。

（2）检测依据

《学校卫生综合评价》GB/T 18205—2012

《中小学校设计规范》GB 50099—2011

（3）检测原理：学生平均占有的教室面积，用被测教室面积（m^2）除以该教室学生人数得到。测量设备的分辨率应≤0.1m。

（4）操作要点

1）用测量尺或激光测距仪测量教室面积。

2）测量尺需分别测量教室的长、宽后再计算教室面积。

3）激光测距仪可直接选取面积测量模式，分别测量教室长、宽后自动计算教室面积。

4）用测得的教室面积除以教室内学生人数，即得到教室人均面积（m^2/座）。

（5）结果判定：教室人均面积设计标准应符合 GB 50099—2011 的要求，见表 2-3-1。

教室人均面积的监督评价标准参照 GB/T 18205—2012（A.2），详见附表 1。

表 2-3-1 主要教学用房的使用面积指标（平方米／座）

房间名称	小学	中学	备注
普通教室	1.36	1.39	—
科学教室	1.78	—	—
实验室	—	1.92	—
综合实验室	—	2.88	—
史地教室	—	1.92	—
计算机教室	2.00	1.92	—
语言教室	2.00	1.92	—
美术教室	2.00	1.92	—
书法教室	2.00	1.92	—
音乐教室	1.70	1.64	—
舞蹈教室	2.14	3.15	宜和体操教室共用
合班教室	0.89	0.90	—
学生阅览室	1.80	1.90	—
教师阅览室	2.30	2.30	—
视听阅览室	1.80	2.00	—
报刊阅览室	1.80	2.30	可不集中设置

2. 课桌椅

（1）检测意义：课桌椅配套及其与学生身高符合情况，是评价学校课桌椅配置是否符合卫生要求的重要指标。符合学生身高的课桌椅，可以使学生舒适就座，确保学生良好的坐姿，预防学生脊柱发育不良、视力不良等。

（2）检测依据

《学校卫生综合评价》GB/T 18205—2012

《学校课桌椅功能尺寸及技术要求》GB/T 3976—2014

（3）检测原理：使用专用的学生身高和课桌椅型号测量尺，分别测量课桌、课椅的高度和就座学生的身高后，按照《学校课桌椅功能尺寸及技术要求》（GB/T 3976—2014）判断课桌与课椅型号是否配套以及课桌和课椅的高度与就座学生身高是否相符的情况并计算课桌椅分配符合率。

测量尺的分辨率应≤0.1cm。

桌面高：桌面近胸缘距离地面的高度。

座面高：椅前缘最高点离地面的高度。

（4）操作要点

1）使用学生身高与课桌椅型号测量尺测量学生身高,在尺身上查找与其相对应的课桌椅尺寸。

2）测量该学生使用的课桌椅尺寸,查看二者符合情况。

3）计算教室内课桌椅分配符合率,公式如下:

$$M=\frac{c}{b}\times 100\%$$

式中:

M——课桌或课椅分配符合率

c——课桌与课椅号与就座学生身高相符合的人数

b——被测学生人数

（5）结果判定:课桌椅尺寸的检测结果应符合 GB/T 3976—2014 的要求,见表 2-3-2。

表 2-3-2　中小学校课椅的尺寸（cm）

课桌椅型号	桌面高 mm	座面高 mm	标准身高 cm	学生身高范围 cm	颜色标志
0 号	790	460	187.5	≥180	浅蓝
1 号	760	440	180.0	173~187	蓝
2 号	730	420	172.5	165~179	浅绿
3 号	700	400	165.0	158~172	绿
4 号	670	380	157.5	150~164	浅红
5 号	640	360	150.0	143~157	红
6 号	610	340	142.5	135~149	浅黄
7 号	580	320	135.0	128~142	黄
8 号	550	300	127.5	120~134	浅紫
9 号	520	290	120.0	113~127	紫
10 号	490	270	112.5	~119	浅橙

教室课桌椅分配符合率的监督评价标准参照 GB/T 18205—2012（A.2）,详见附表1。

学生身高范围厘米以下四舍五入;桌面高、座面高的允许误差范围为±2mm。

根据 GB/T 3976—2014,同号课桌与课椅相匹配,也可在现有条件下,采用相邻的两个型号大桌与小椅相匹配的方法。

3. 黑板

（1）黑板尺寸

1）检测意义：黑板尺寸是指黑板的宽度和高度。适当的黑板尺寸既可保证书写方便，又可保证合适的视角，防止学生因视觉疲劳而影响学习效率和视力发育。

2）检测依据

《学校卫生综合评价》GB/T 18205—2012

《书写板安全卫生要求》GB 28131—2011

3）检测原理：用测量尺或激光测距仪分别测量黑板的宽和高。测量仪器分辨率应≤0.1m。

4）操作要点

①测量尺直接测量黑板书写区的宽和高。

②激光测距仪选用距离测量模式，根据选用的测量起始点将测距仪尾端或顶端紧贴黑板，在对侧垂直于黑板面放置一块反射板，分别测量黑板的宽和高。

5）结果判定

黑板尺寸的监督评价标准参照 GB/T 18205—2012（A.2），详见附表 1。

（2）黑板下缘与讲台地面的垂直距离

1）检测意义：黑板下缘与讲台地面的垂直距离检测用以保证书写方便，视角适当，预防视觉疲劳和姿势不良。

2）检测依据

《学校卫生综合评价》GB/T 18205—2012

《中小学校设计规范》GB 50099—2011

3）检测原理：用测量尺或激光测距仪直接测量黑板下缘到讲台地面的垂直距离。

4）操作要点：激光测距仪选择距离测量模式，测量起始点选择"尾端起始点"，将测距仪尾端顶住黑板下缘进行测量。

5）结果判定

①黑板下缘与讲台地面的垂直距离检测结果应符合 GB 50099—2011 的要求：

小学：0.80m~0.90m

中学：1.00m~1.10m

②黑板下缘与讲台地面的垂直距离的监督评价标准参照 GB/T 18205—2012（A.2），详见附表 1。

（3）黑板反射比

1）检测意义：黑板反射比过高会造成黑板局部镜面反光，导致学生无法看清板书内容，从而影响学习效果和视力发育。

2）检测依据

《学校卫生综合评价》GB/T 18205—2012

《采光测量方法》GB/T 5699—2008

《中小学教室采光和照明卫生标准》GB 7793—2010

3）检测原理：反射比是指在入射光线的光谱组成、偏振状态和几何分布指定条件下，反射的光通量与入射光通量之比。用照度计测量时，即反射照度与入射照度之比。

检测仪器采用照度计，应满足如下技术要求：

①接收器（探头）宜为硅光电池。

②检定合格，精度不宜低于一级。

③量程 0.1~10^5lx。

④使用光电式照度计使用前应使接收器曝光 2 分钟后再开始测量。

4）操作要点

①采样布点：将黑板垂直分成四等份，取三条等分线的中点为测定点，以三个测定点的平均反射比为代表值。

②使用光电式照度计使用前应使接收器曝光 2 分钟后再开始测量。

③测量入射照度：将照度计接收器紧贴黑板表面的测点位置，待数值稳定后读取入射照度。

④测量反射照度：将照度计接收器对准入射照度测量点，缓慢平移离开，待照度稳定后读取反射照度。

⑤反射比 = 反射照度 / 入射照度

⑥计算三个测点反射比的平均值作为最终结果。

5）结果判定：黑板反射比的检测结果应符合 GB 7793—2010 和 GB 50099—2011 的要求，即 0.15~0.20。其监督评价标准参照 GB/T 18205—2012（A.2），详见附表 1。

● 注意事项

①照度计应在检定有效期内，精度不低于一级。

②光电式照度计接收器测量前曝光 2 分钟。

③照度计使用前必须确认接收器表面洁净，避免表面污物对测量结果产生影响。

④检测人员应着深色衣服，并远离接收器，以防止对接收器产生遮挡和反射。

4. 教室采光

（1）采光系数

1）检测意义：采光系数是指室内工作面一点的照度与同时开阔天空散射光（全阴天）的水平照度的比值，良好的采光对于保护学生视力，提高学习效果具有重要意义。

2）检测依据

《学校卫生综合评价》GB/T 18205—2012

《采光测量方法》GB/T 5699—2008

《中小学教室采光和照明卫生标准》GB 7793—2010

《中小学校设计规范》GB 50099—2011

3）检测原理

$$采光系数（\%）=（室内照度 / 室外照度）\times 100\%。$$

其中室内照度是指在关掉人工照明的情况下，在教室内光线最差的一个课桌面上测得的照度；室外照度是指选择周围无遮挡的空地，避免直射阳光，在测量室内照度前后各测一次室外照度，取两次测得数的平均值。

检测仪器为照度计（指针式或数字式），其参数要求同反射比的测量。

4）操作要点

①根据 GB/T 5699—2008，采光系数测量的天空条件应选择 ISO 15496：2004/CIE S001：2003 标准全阴天。晴天条件下应使用遮光球遮挡接收器。照度测量应选择在一天内照度相对稳定的时间内进行，一般选择当地时间上午10 时至下午 2 时。

②室内照度测量：选择教室内光线最差的课桌面测量照度，测得数为室内照度值。

测定位置应根据采光口的布置选取，如图 2-3-1 所示。对于侧面采光，测点位于建筑物典型剖面和假定工作面相交的位置，应选两个以上的典型剖面（Ⅰ、Ⅱ）。顶部采光时，可增测两个以上典型纵剖面（Ⅲ、Ⅳ）。

根据需要也可选室内代表区域或整个室内等间距布点进行测量，如图2-3-2 所示。将测量区域划分成矩形网格，网格宜为正方形，应在矩形网格中心点测量照度。

测点间距可取 2~4m，对于小面积房间可取 0.5~1m 间距，如图 2-3-3 所示。测点离墙或柱的距离应为 0.5~1m。单侧采光时，应在距内墙 1m 处设一测点，双侧采光时，应在横剖面中间设一测点，如图 2-3-3 所示。

③室外照度测量：根据 GB/T 18205—2012，选择周围无遮挡的空地，避免直射阳光，在测量室内照度前后各测一次室外照度，取两次测得数的平均值作为室外照度值。

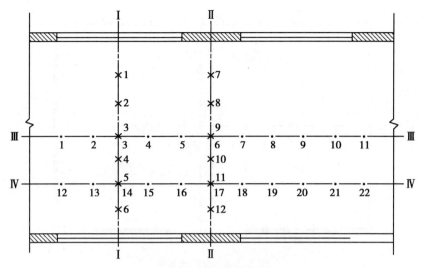

图 2-3-1 典型剖面布点图

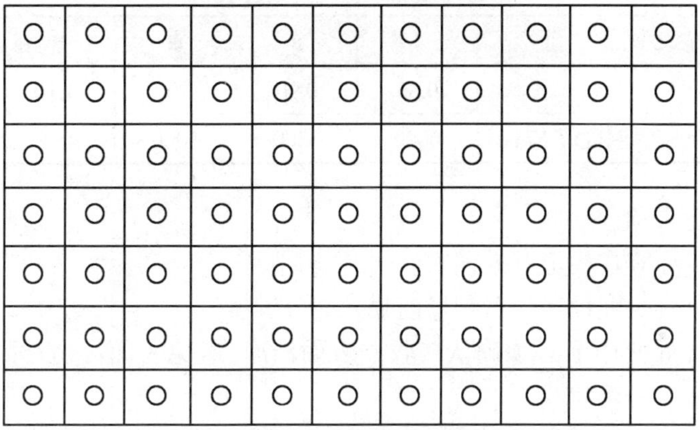

图 2-3-2 等间距布点图

晴天条件下,遇有阳光直射,需使用遮光球遮挡接收器。遮光球应保证接收器刚好完全处于阴影中,遮光球与接收器距离应在 0.5m 以上,支承杆应尽可能细。

④采光系数 = 室内照度 / 室外照度 × 100%

5)结果判定:按照 GB 7793—2010 和 GB 50099—2011 的规定,Ⅲ光气候区教室课桌面上的采光系数最低值不应低于 2%,其他光气候区的采光系数应乘以相应的光气候系数。

光气候系数见表 2-3-3,所在光气候区应按《建筑采光设计标准》(GB/T 50033—2001)中国光气候分区图查出。

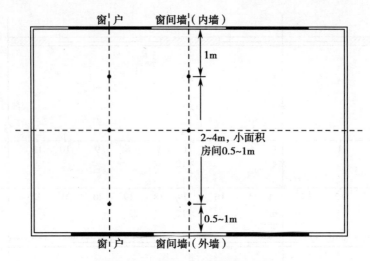

图 2-3-3　教室示意图

表 2-3-3　光气候系数 K

光气候区	I	II	III	IV	V
K	0.85	0.90	1.00	1.10	1.20
室外天然光临界照度值 E_1/lx	6000	5500	5000	4500	4000

● 注意事项

①照度计应在检定有效期内。

②光电式照度计接收器测量前曝光 2 分钟。

③照度计使用前必须确认接收器表面洁净,避免表面污物对测量结果产生影响。

④检测人员应着深色衣服,并远离接收器,以防止对接收器产生遮挡和反射。

（2）后墙壁反射比

1）检测意义、检测原理、检测仪器:同黑板反射比。

2）操作要点

①采样要求:按照 GB/T 18205—2012 的要求,选择不受直接光线影响的被测表面位置(例如,被测位置不宜选择在狭的窗间墙、近窗的侧墙等处),将后墙壁分为左、中、右三部分,取 3 个测点,左、右测点应离邻墙面相接处 10~20cm,然后求出平均反射比的平均值,作为代表值。

②测量步骤和结果计算同黑板反射比。

3）结果判定:根据 GB 7793—2010 和 GB 50099—2011 的要求,教室后墙

反射比应为 0.70~0.80。

● 注意事项：同黑板反射比。

（3）窗地面积比

1）检测意义：窗地面积比指教室采光窗洞口总面积与教室地板面积之比，简称窗地比，是用来估算室内天然光水平的指标。

2）检测原理：用测量尺或激光测距仪分别测量采光窗洞口总面积和教室地板面积，用 1∶X 来表示。

3）操作要点：分别测量各采光窗窗洞口面积，将教室内所有窗洞口面积之和除以教室地板面积得到窗地比，以 1∶X 的比值作为最终结果。

4）结果判定：按照 GB 7793—2010 和 GB 50099—2011 的规定，窗地面积比≥1∶5。

5. 教室照明

（1）平均照度与照度均匀度

1）检测意义：充足和均匀的照度条件有利于缓解视觉疲劳，保护学生视力，反之则会对学生视力发育造成危害。

2）检测依据

《学校卫生综合评价》GB/T 18205—2012

《照明测量方法》GB/T 5700—2008

《中小学教室采光和照明卫生标准》GB 7793—2010

3）检测原理：根据 GB/T 5700—2008 的规定在课桌面与黑板上布点后，用照度计（指针式或数字式）直接测量，各点测量值的平均值为平均照度，表面上的最小照度与平均照度之比为照度均匀度。照度均匀度越接近 1，光线分布越均匀，视觉感受越舒适，反之增加视觉疲劳。

照度计的技术参数要求同黑板反射比。

4）操作要点

①采样要求：按照 GB/T 5700—2008 的要求采用矩形网格布点，网格形状宜为正方形，如图 2-3-4 所示。

黑板照度测点间距 0.5m×0.5m，教室桌面照度测点间距 2.0m×2.0m。

室内照明测量应在没有天然光和其他非被测光源影响下进行；

现场进行照明测量时，现场照明光源宜满足下列要求：

白炽灯和卤钨灯累计点燃时间在 50 小时以上；

气体放电灯类光源累计点燃时间在 100 小时以上；

在现场进行照明测量时，应在下列时间后进行：

白炽灯和卤钨灯应点燃 15 分钟；

气体放电灯类光源应点燃 40 分钟。

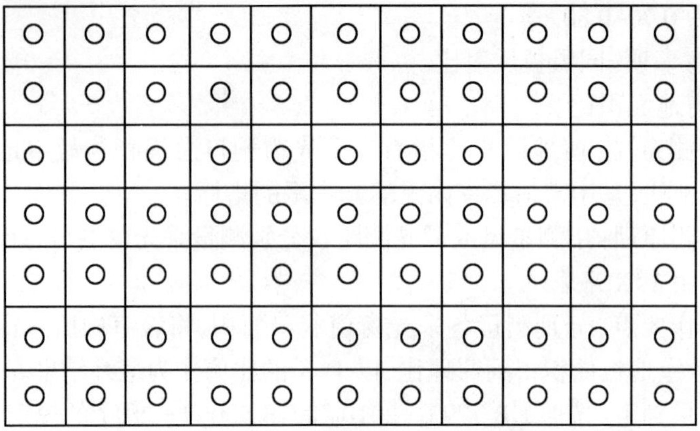

图 2-3-4　在网格中心布点示意图

②将照度计接收器放置于指定位置,待读数稳定后,读取并记录数据;

③计算所有检测点的平均值作为黑板或课桌面平均照度的最终结果,以 lx 为单位;

④用最小照度值除以平均照度值作为照度均匀度结果。

5)结果判定:按照 GB 7793—2010 的规定:黑板维持平均照度不应低于 500lx,其照度均匀度不应低于 0.8;教室课桌面上的维持平均照度值不应低于 300lx,其照度均匀度不应低于 0.7。

● 注意事项:同"采光系数"。

(2)灯桌间距

1)检测意义:灯具悬挂高度距课桌面的距离(简称灯桌间距)是指教室内照明灯具灯管与课桌面的垂直距离。灯桌间距是影响教室照明的重要因素,当灯桌间距过小时,会造成直接眩光刺激视网膜,影响学生视力发育和正常学习。

2)检测依据

《学校卫生综合评价》GB/T 18205—2012

《中小学校设计规范》GB 50099—2011

3)检测原理:用测量尺或激光测距仪直接测量灯管下缘与课桌面的垂直距离,低于 1.70m 时应嘱学校做出调整。仪器的分辨率≤0.01m。

4)操作要点:灯具悬挂高度一致的教室:测量高度最高的桌面与灯管间的垂直距离作为判定值;

灯具悬挂高度不一致的教室:测量所有灯管的灯桌间距,取最小值作为判定值。

5)结果判定:按照 GB 50099—2011 的要求,灯桌间距不应低于 1.70m。

6. 教室微小气候

（1）二氧化碳浓度

1）检测意义：人吸入高浓度的二氧化碳会出现的昏迷及脑缺氧情况。一般大气中二氧化碳含量超过 1% 时，人即有轻度头晕反应；当超过 3% 时，开始出现呼吸困难；超过 6% 时，就会重度缺氧窒息甚至死亡。教室是学生学习活动的重要场所，其空气的清洁度直接影响着学生的身体发育、健康与教学效果。

2）检测依据

《学校卫生综合评价》GB/T 18205—2012

《中小学校教室换气卫生标准》GB/T 17226—1998

《公共场所卫生检验方法　第 2 部分：化学污染物》GB/T 18204.2—2014

3）检测原理：不分光红外分析法。二氧化碳对红外线具有选择性吸收。在一定范围内，吸收值与二氧化碳浓度呈线性关系，根据吸收值确定样品中二氧化碳的浓度。

检测仪器：不分光红外线气体分析仪。其技术参数须满足以下要求：

测量范围：0%~0.5% 档。

重现性：≤ ±1% 满刻度。

零点漂移：≤ ±2% 满刻度 /h。

跨度漂移：≤ ±2% 满刻度 /3h。

温度附加误差：（在 10℃ ~45℃）≤ ±2% 满刻度 /10℃。

一氧化碳干扰：1250mg/m³ CO ≤ ±0.3% 满刻度。

响应时间：$t_{0\%} \sim t_{90\%} < 15$ 秒。

4）操作要点

①采样要求：教室通风保持上课时状态，不要进行人为干预；

采样点位置：按照 GB/T 18204.2—2014 的要求，室内面积不足 50m² 的设置 1 个测点，50~200m² 的设置 2 个测点，200m² 以上的设置 3~5 个测点；室内 1 个测点的设置在中央，2 个测点的设置在室内对称点上，3 个测点的设置在室内对角线四等分的 3 个等分点上，5 个测点的按梅花布点，其他按均匀布点原则布置；测点距地面高度 1~1.5m，距墙壁不小于 0.5m；测点应避开通风口、通风道等。

测定时间：为每年冬季，一般在当年 11 月至下一年 1 月，10 时和 14 时各测一次，取平均值作为代表值。

②操作步骤

首先按照说明书的要求进行仪器的开机自检及校准。

将采样探头置于采样点的位置，避开检测人员的呼吸影响，开始测量。

待读数稳定后,读取并记录数据。

计算上下午检测数据的平均值作为教室二氧化碳浓度的最终结果,以%为单位。

5）结果判定:按照GB/T 17226—1998的要求,教室内空气中二氧化碳最高容许浓度为0.15%。

● 注意事项

①为避免检测人员呼吸的影响,保证检测结果准确,检测人员进入教室后应立即测量二氧化碳浓度。

②测量时保持教室上课时的通风状态,不要进行人为干预。

③检测过程中应将采样探头避开操作人员呼吸带,防止检测人员呼吸对检测结果的影响。

④不能在超过仪器使用温度及湿度的环境中使用检测仪器,否则会影响仪器的稳定性。

⑤使用主动采样式的仪器,检测过程中应防止液体或颗粒物进入仪器进样口。

⑥检测前按照仪器说明书进行自检、校准或核查。

（2）教室温度

1）检测意义:我国严寒和寒冷地区冬季室外气温很低,每年最冷月平均气温一般在0~-10℃之间,甚至低于-10℃。为了保证学生身体健康,须采取保温和采暖措施,使教室内维持一定的温度和适宜的微小气候。根据GB/T 18225—1998的规定,有集中采暖设备的中小学校教室,在学习（授课和自习）时间内,教室中部（距地面1m处）的气温应为16~18℃,不宜超过20℃。

2）检测依据

《学校卫生综合评价》GB/T 18205—2012

《中小学校教室采暖温度标准》GB/T 17225—1998

3）检测原理:采用干湿球温度计或数显式温度计,温度计的最小分辨率为0.1℃,准确度为±0.5℃。

4）操作要点

①采样要求:教室为集中采暖教室,其通风保持上课时状态,不要进行人为干预。

测定时间:按照GB/T 18205—2012的要求,测定时间为每年冬季,一般在当年11月至下一年1月,10时和14时各测一次,取平均值作为代表值。

采样点位置:按照GB/T 17225—1998的要求,测量教室中部气温时应将温度计感温部分挂在教室中部距地面1m处;

②操作步骤：将温度计感温部分放置于采样点位置，距离人体距离 0.5m 以上，并避开直射阳光及其他热辐射源。

干湿球温度计要求放置 5 分钟后再读数，数显式温度计待读数稳定后直接读数。

计算上下午检测数据的平均值作为教室温度的最终结果，以 ℃ 为单位。

5）结果判定：按照 GB/T 17225—1998 的要求，在学习（授课和自习）时间内，教室中部（距地面 1m 处）的气温应为 16~18℃，不宜超过 20℃。

6）注意事项

①温度计的感温部分与人体的距离不宜小于 0.5m，并应避开直射阳光及其他热辐射源。

②数显式温度计从放置温度计开始，经过 5 分钟后进行读数，测试者眼与水银或酒精液柱的顶点凹面底部在同一水平线上。

7. 噪声

（1）检测意义：影响人们工作学习休息的声音都称为噪声。学校噪声主要来自外界环境，如机动车、工厂机械产生的噪声及生产噪声、建筑噪声和生活噪声等，这些噪声都会对学生学习产生影响，噪声过大还会损伤学生听力。

（2）检测依据

《学校卫生综合评价》GB/T 18205—2012

《公共场所卫生检验方法　第 1 部分：物理因素》GB/T 18204.1—2013

《图书馆、博物馆、美术馆、展览馆卫生标准》GB 9669—1996

（3）检测原理：数字式声级计通常利用电容式声电换能器，将被测的声音信号转变为电信号，经内部一定处理后成为声级值。使用声级计在规定时间内测量一定数量的室内环境 A 计权声级值，经过计算得出等效 A 声级 L_{Aeq}，即为室内噪声值。

数字式声级计的测量范围（A 声级）30~120dB，精度 ±1.0dB。

（4）操作要点

1）采样布点：按照 GB/T 18205—2012 的要求，测量方法参照 GB/T 18204.1—2013。教室面积不足 50m² 的设置 1 个测点，50m²~200m² 的设置 2 个测点，200m² 以上的设置 3~5 个测点。室内 1 个测点的设置在中央，2 个测点的设置在室内对称点上，3 个测点的设置在室内对角线四等分的 3 个等分点上，5 个测点的按梅花布点，其他按均匀布点原则布置。测点距地面高度 1~1.5m，距墙壁和其他主要反射面不小于 1m。

2）外来声源噪声测量：学生全部在教室入座，限制活动或者在空教室中，在开窗的条件下测定的数值。背景噪声（或本底噪声）可以忽略不计。

3）设置声级计计权方式为 A 声级。

4）测量前使用声校准器对声级计进行校准。

5）测量时声级计可以手持也可以固定在三脚架上,并尽可能减少声波反射影响。

6）对于稳态噪声,用声级计快档读取 1 分钟指示值或平均值;对于脉冲噪声读取峰值和脉冲保持值;对于周期性噪声,用声级计慢档每隔 5 秒读取一个瞬时 A 声级值,测量一个周期;对于非周期非稳态噪声,用声级计慢档每隔 5s 读取一个瞬时 A 声级值,连续读取若干数据。

（5）结果判定

1）结果计算

①室内环境噪声为稳态噪声的,声级计指示值或平均值即为等效 A 声级 L_{Aeq}。

②室内环境噪声为脉冲噪声的,声级计测得的峰值即为等效 A 声级 L_{Aeq}。

③室内环境噪声为周期性或其他非周期非稳态噪声的,等效 A 声级 L_{Aeq} 的计算公式如下:

$$L_{Aeq}=10\lg \left(\sum_{i=1}^{n}10^{0.1L_{A_i}} \right) -10\lg n$$

式中:

L_{Aeq}——室内环境噪声等效 A 声级,单位为分贝（dB）;

n——在规定时间 t 内测量数据的总数,单位为个;

L_{A_i}——第 i 次测量的 A 声级,单位为分贝（dB）。

2）结果判定:学校教室噪声判定标准参照 GB 9669—1996 中图书馆标准,应≤50dB。

（6）注意事项

1）因检测环境噪声要求窗户保持打开状态,为了防止风噪对检测结果的影响,风速 >5m/s 时,需使用防风罩。

①仪器不能在超过使用温度及湿度环境中使用,否则会影响仪器的稳定性。

②避免检测人员的活动噪声及其对声波的反射。

8. 学校宿舍人均居住面积

（1）检测意义:宿舍人均居住面积不足,容易导致宿舍拥挤,造成室内空气不良,增加呼吸道传染病发病和传播的风险。

（2）检测依据

《学校卫生综合评价》GB/T 18205—2012

《中小学校设计规范》GB 50099—2011

（3）检测原理：用测量尺或激光测距仪直接测量宿舍面积,除以床位数即可。仪器分辨率应≤0.1m。

（4）操作要点：同"教室人均"面积。

（5）结果判定：按照 GB 50099—2011 的规定,学生宿舍每室居住学生不宜超过 6 人。学生宿舍人均居住面积不宜小于 3.00m²。

9. 宿舍温度

（1）检测意义：温度直接影响宿舍内学生的身体状态,过高或过低都不利于学生正常学习生活,特别是寒冷的北方地区,冬季宿舍温度是否达标对学生身体健康具有重大意义。

（2）检测依据

《学校卫生综合评价》GB/T 18205—2012

《中小学校设计规范》GB 50099—2011

（3）检测原理、检测仪器、操作要点：同"教室温度"测量。

（4）结果判定：按照 GB 50099—2011 的规定,学生宿舍室内设计温度为18℃。

● 注意事项：同"教室温度"测量。

附表：学校卫生检测评价记分表

项目	评价指标	评分标准		分值
人均面积	小学≥1.36m²、1.15~1.36m²、<1.15m²	≥1.36m²	得满分	10
		1.15~1.36m²	得 5 分	
		<1.15m²	不得分	
	中学≥1.39m²、1.22~1.36m²、<1.22m²	≥1.39m²	得满分	10
		1.22~1.39m²	得 5 分	
		<1.22m²	不得分	
课桌椅符合率	≥80%、79%~40%、<40%	≥80%	得满分	10
		79%~40%	得 5 分	
		<40%	不得分	
黑板	尺寸≥1m×3.6m（小学） 　　≥1m×4.0m（中学）	弧形黑板的长度按照弦长测量		5
	下缘与讲台地面的垂直距离 0.8~0.9m（小学） 1.0~1.1m（中学）	不在此范围不得分		3
	反射比 0.15~0.2	≥0.2　　　　不得分		2

续表

项目	评价指标		评分标准		分值
教室采光	采光系数≥2.0%		<2.0	不得分	4
	窗地面积比≥1:5		<1:5	不得分	4
	后（侧）墙反射比 0.7~0.8		<0.7	不得分	2
教室照明	课桌面照度≥300lx、课桌面照度 200~300lx、课桌面照度 200lx		≥300 200~300lx <200lx	得满分 得3分 不得分	5
	灯桌间距≥1.7m		<1.7m	不得分	2
	黑板面照度≥500lx		<500lx	不得分	3
微小气候	二氧化碳≤0.15%		>0.15%	不得分	2
	室温16℃以上（冬季采暖地区）		<16℃	不得分	2
噪声	外环境对普通教室产生的噪声≤50dB		>50dB	不得分	2
	两排教室相对长边距≥25m		<25m	不得分	2
学生宿舍	人均使用面积≥3.0m²		<3.0m²	不得分	2
	盥洗室门与居室门间距离≤20m		>20m	不得分	
教室环境卫生监测（60分）	人均面积（10分）	小学 ≥1.36m²、1.15~1.36m²、<1.15m²	≥1.36m² 1.15~1.36m² <1.15m²	得满分 得5分 不得分	
		中学 ≥1.39m²、1.22~1.39m²、<1.22m²	≥1.39m² 1.22~1.39m² <1.22m²	得满分 得5分 不得分	
	课桌椅分配符合率（10分）	≥80%、79%~40%、<40%	≥80% 79%~40% <40%	得满分 得5分 不得分	
	黑板（10）	尺寸≥1m×3.6m（小学） 　　　≥1m×4.0m（中学）	弧形黑板的长度按照玄长测量		
		下缘与讲台地面的垂直距离 0.8~0.9m（小学） 1.0~1.1m（中学）	不在此范围不得分		
		反射比 0.15~0.2	≥0.2	不得分	

续表

项目	评价指标		评分标准	分值
教室环境卫生监测（60分）	教室采光（10分）	采光系数≥2.0%	<2.0%	不得分
		窗地面积比≥1:5	<1:5	不得分
		后（侧）墙壁反射比0.7~0.8	<0.7	不得分
	教室照明（10分）	课桌面照度≥300lx、课桌面照度200~300lx、课桌面照度<200lx	≥300lx	得满分
			200~300lx	得3分
			<200lx	得分
		灯桌间距≥1.7m	<1.7m	不得分
		黑板面照度≥500lx	<500lx	不得分
	微小气候（4分）	二氧化碳≤0.15%	>0.15%	不得分
		室温16℃以上（冬季采暖地区）	<16℃	不得分
	噪声（4分）	外环境对普通教室产生的噪声≤50dB	>50dB	不得分
		两排教室相对长边距≥25m	<25m	不得分
	监测频率为每2年1次（2）		一项未测	不得分
生活环境卫生监测（8分）	厕所（4分）	每蹲位≤40人　　　（男生）	>40人	不得分
		每蹲位≤13人　　　（女生）	>13人	不得分
		0.6m长小便槽≤20人（或20人设1个小便斗）	>20人	不得分
		小学厕所蹲位宽度≤18cm	>18cm	不得分
	学生宿舍（4分）	人均使用面积≥3.0m²	<3.0m²	不得分
		盥洗室门与居室门间距离≤20m	>20m	不得分
公共场所卫生监测（12分）	公共浴池（4分）	池水浊度≤30度、室温25℃、照度≥50lx、二氧化碳≤0.15%	其中一项指标不合格整项不得分	
		监测频率1次以上/年		
	游泳馆（4分）	池水细菌总数≤1000个/ml、大肠菌群≤18个/L、混浊度≤5度、余氯0.3~0.5mg/L、空气细菌数（撞击法）≤4000CFU/m³、二氧化碳≤0.15%	其中一项指标不合格整项不得分	
		监测频率1次以上/年		

续表

项目	评价指标		评分标准	分值
公共场所卫生监测（12分）	体育馆（2分）	可吸入颗粒物≤0.25mg/m³、室内温度≥16℃、空气细菌数（撞击法）≤4000CFU/m³、二氧化碳≤0.15%	其中一项指标不合格整项不得分	
		监测频率1次以上/年		
	图书馆（2分）	室内温度≥20℃、照度≥300lx、噪声≤50dB、空气细菌数（撞击法）≤2500CFU/m³、二氧化碳≤0.10%	其中一项指标不合格整项不得分	
		监测频率1次以上/年		

第四节　游泳池水

一、概述

游泳场所游泳池水卫生监督现场快速检测是为加强游泳场所卫生管理，规范经营行为，防止传染病传播和健康危害事故的发生，保障人体健康，针对游泳池水质利用便携式仪器进行现场的快速检测，通过对检测结果的分析判断游泳池水的卫生质量为卫生监督提供科学有效的技术支持，是日常监督执法、突发公共卫生事件现场处置和重大活动卫生保障工作中的不可或缺的组成部分。目前常见的游泳池水卫生监督快速检测的项目有pH、浑浊度、游离性余氯和水温等。

引用标准：

注：下列文件对于本章节的应用是必不可少的，其最新版本（包括所有的修改单）均适用于本章节，请在使用前做好查新工作。

《游泳场所卫生标准》GB 9667—1996

《公共场所卫生检验方法　第6部分：卫生检测技术规范》GB/T 18204.6—2013

《公共场所卫生检测技术规范》GB/T 17220—1998

《生活饮用水标准检验方法　感官性状和物理指标》GB/T 5750.4—2006

《生活饮用水标准检验方法　消毒剂指标》GB/T 5750.11—2006

二、检测参数

1. 浑浊度

（1）检测意义：浑浊度是反映水质卫生状况非常重要的指标，直接可以反映水中污染物的情况，浊度的降低不仅仅意味着水的透明度增加，同时也代表着水的洁净程度，游泳池水中构成浑浊度的物质还可能会伤害眼球。作为感官性指标，浊度超标表示池水浑浊度过大，不易看到池底，容易引起事故。

（2）检测依据

《游泳场所卫生标准》GB 9667—1996

《公共场所卫生检验方法　第6部分：卫生检测技术规范》GB/T 18204.6—2013

《生活饮用水标准检验方法　感官性状和物理指标》GB/T 5750.4—2006

（3）检测原理：采用散射法—福尔马肼标准，对水样散射光的强度进行测定，强度越大，浑浊度越高，通过硅光二极管检测器进行光电转换，并显示为数字形式直读结果。

（4）操作要点

1）儿童泳池布置1~2个采样点，成人泳池面积≤1000m^2的布置2个采样点，成人泳池面积>1000m^2的布置3个采样点。

2）在检测之前，应先对仪器设备进行二级校准。

3）在泳池水面下30cm处采集水样，每次采样均应采集平行样品。

4）在检测时，应避免手指和其他物品对样品瓶壁的玷污，而影响检测结果。

5）现场快速检测的浊度仪为直读式，可直接读取屏幕显示结果。

（5）结果判定：检测结果根据《游泳场所卫生标准》（GB 9667—1996）中人工游泳池水质卫生标准值的浑浊度限值规定（≤5NTU）进行判定。

2. 游离性余氯

（1）检测意义：游离性余氯即自由性余氯。水中的游离性余氯在室温及pH为6.2~7.4的情况下，可使细菌在15~30秒内死亡。卫生标准把水中游离性余氯范围设定在0.3~0.5mg/L之间，是因为当游离性余氯浓度达到0.2mg/L时，其杀菌作用是完全的，但余氯过多会刺激黏膜，并能使头发褪色。

（2）检测依据

《游泳场所卫生标准》GB 9667—1996

《公共场所卫生检验方法　第6部分：卫生检测技术规范》GB/T 18204.6—2013

《生活饮用水标准检验方法　消毒剂指标》GB/T 5750.11—2006

（3）检测原理：采用 N，N–二乙基对苯二胺（DPD）分光光度法，DPD 与水中游离氯迅速反应而生成红色，在碘化物催化下，氯胺也能与 DPD 反应显色，运用滤光片式光度计测定溶液的吸光度，得到水样中余氯含量。

（4）操作要点

1）儿童泳池布置 1~2 个采样点，成人泳池面积≤1000m² 的布置 2 个采样点，成人泳池面积 >1000m² 的布置 3 个采样点。

2）在泳池水面下 30cm 处采集水样，每次采样均应采集平行样品。

3）测定时，每一个样品都必须校零，为避免误差，校零与测量中使用同一样品瓶。

4）样品瓶内的气泡会引起测量误差，为避免此类现象发生，应盖好盖子并摇动使气泡溶解。

5）应在加入试剂 30~40 秒后及时读数，时间太长会显现虚假的红色，导致读数升高。

（5）结果判定：检测结果根据《游泳场所卫生标准》（GB 9667—1996）中人工游泳池水质卫生标准值的游离性余氯限值规定（0.3~0.5mg/L）进行判定。

3. pH

（1）检测意义：6.5~8.5 是游泳池水 pH 的允许范围，也是原水是生活饮用水的 pH 允许范围。水的 pH 在该范围内，人的生活饮用和健康均不受影响，池水 pH 依游泳人数增加而向酸性转化，池水若加氯消毒，pH 也会发生变化。

（2）检测依据

《游泳场所卫生标准》GB 9667—1996

《公共场所卫生检验方法 第 6 部分：卫生检测技术规范》GB/T 18204.6—2013

《生活饮用水标准检验方法 感官性状和物理指标》GB/T 5750.4—2006

（3）检测原理：采用玻璃电极法，以玻璃电极为指示电极，饱和甘汞电极为参比电极，插入溶液中组成原电池。当氢离子浓度发生变化时，玻璃电极和甘汞电极之间的电动势也随着变化，在 25℃时，每单位 pH 标度相当于 59.1mV 电动势变化值，在仪器上直接以 pH 的读数表示。

（4）操作要点

1）儿童泳池布置 1~2 个采样点，成人泳池面积≤1000m² 的布置 2 个采样点，成人泳池面积 >1000m² 的布置 3 个采样点。

2）在检测之前，应先对仪器设备进行 2~3 级校准。

3）在泳池水面下 30cm 处采集水样，每次采样均应采集平行样品。

4）对不同地点采集的样品，为使不同样品均测量准确，必须处理好电极以免交叉污染，最好使用待测样品冲洗电极。

5）测量完毕后将电极从样品中取出，用去离子水擦干。可在电极保护套中滴入几滴电极保存液来保养电极，以保持玻璃球泡和液体接界的活化状态。

（5）结果判定：检测结果根据《游泳场所卫生标准》（GB 9667—1996）中人工游泳池水质卫生标准值的 pH 限值规定（6.5~8.5）进行判定。

4. 池水温度

（1）检测意义：游泳池水的水温作为水质消毒效果的影响因素，同时也是适合人体舒适度的物理指标。水温较高的情况下，不利于防止藻类的生长繁殖；由于人在水中浸泡散热快、耗能大，为补充身体散发的热量，以供冷热平衡的需要，控制水温能达到预防由于人体对外界的适应能力造成的健康影响，同时增加人体的舒适度。

（2）检测依据

《游泳场所卫生标准》GB 9667—1996

《公共场所卫生检验方法　第 6 部分：卫生检测技术规范》GB/T 18204.6—2013

《公共场所卫生检测技术规范》GB/T 17220—1998

（3）检测原理：热电阻温度计是中低温区最常用的一种温度检测器，其测温元件直接与水接触，两者之间进行充分的热交换，最后达到热平衡，这时感温元件的某一物理参数的量值就代表了被测对象的温度值。即被测温度的变化是直接通过金属导体热电阻阻值的变化来测量的，经过 AD 采集到数字量后转化为相应的温度值。测温系统一般由热电阻、连接导线和显示仪表等组成。

（4）操作要点

1）儿童泳池布置 1~2 个采样点，成人泳池面积≤1000m² 的布置 2 个采样点，成人泳池面积 >1000m² 的布置 3 个采样点。

2）在检测之前，应先对仪器设备进行校准。

3）在泳池水面下 30cm 处采集水样，每次采样均应采集平行样品。

4）水样瓶至少要有 1L 体积的水，测定前将水样瓶浸入水中 1~2 分钟，待瓶温与水温相同后，再予测定。

5）将仪器探棒插入被测量水体时，仪器探棒浸没不低于 4cm，但不得超过温度探棒接头处。

（5）结果判定：检测结果根据《游泳场所卫生标准》（GB 9667—1996）中人工游泳池水质卫生标准值的池水温度限值规定（22~26℃）进行判定。

5. 尿素

（1）检测意义：尿素是氨基酸分解代谢的最终产物，游泳池水中的尿素含量是游泳池水质检测的主要项目之一，过高时会对游泳者身体造成危害，尿素释放出的氨与氯消毒剂形成氯胺类物质,使游泳者产生厌恶感,刺激皮肤、眼角膜,腐蚀头发,高尿素使氯形成结合态,此时即使大量投放氯消毒效果也很差。降低水中尿素的浓度无法用过滤、加药等常规手段处理,一般只能用换水方法解决,尿素超标与游泳人数以及未及时补充新水有关。

（2）检测依据

《游泳场所卫生标准》GB 9667—1996

《公共场所卫生检验方法　第6部分:卫生检测技术规范》GB/T 18204.6—2013

（3）检测原理:尿素快速检测仪采用低能耗LED提供稳定光源,测定曲线内置,当加入所配套试剂后,样品会发生显色反应,显色反应的变化与待测样品的离子浓度成正比,通过对颜色变化进行测量。当光速通过显色的样品时,样品将吸收通量和特定波长的光,通过这种吸收前后光强的变化,将测定样品对特定波长的吸光度转换为待测参数的浓度值,并通过液晶显示屏显示。

（4）操作要点

1）儿童泳池布置1~2个采样点,成人泳池面积≤1000m²的布置2个采样点,成人泳池面积>1000m²的布置3个采样点。

2）在泳池水面下30cm处采集水样,每次采样均应采集平行样品。

3）测定时,每一个样品都必须校零,为避免误差,校零与测量中使用同一样品瓶。

4）在比色皿中放入试剂后,应用干净的碾碎棒将其碾碎,并盖紧盖子,轻晃比色皿,直至试剂完全溶解。

5）样品应保存在20~30℃之间,采集水样后应在一小时内进行测量。

6）当水样的尿素浓度显示为超量程时,应稀释后再进行测量。

（5）结果判定:检测结果根据《游泳场所卫生标准》（GB 9667—1996）中人工游泳池水质卫生标准值的尿素限值规定（≤3.5mg/L）进行判定。

第五节　医疗机构传染病防治

一、概述

消毒在阻断传染病传播与防止医疗卫生机构院内感染过程中是至关重要的,对消毒效果的监督是传染病与医疗卫生机构卫生监督的重点工作之一。《消毒管理办法》《医院感染管理办法》中要求卫生行政部门要对相关机构的消毒工作、消毒效果进行监督检查,现场快速检测可以清楚直观的让卫生监督员了解到影响消毒效果的各类指标。

根据《医院消毒卫生标准》(GB 15982—2012),医疗机构传染病防治常见检测指标包括对各类环境空气、物体表面、医务人员手、医疗器材、治疗用水、消毒剂、消毒器械和生物安全柜的检测。其中,环境空气的微生物污染应采用平板暴露法和空气采样器法(参照《医院洁净手术部建筑技术规范》(GB 50333—2013)),因为目前尚无成熟的空气微生物快速检测方法,本书不作介绍。但 GB 15982—2012 中指出:"可使用经验证的现场快速检测仪器进行环境、物体表面等微生物污染情况和医疗器材清洁度的监督筛查;也可用于医院清洗效果检查和清洗程序的评价和验证"。因此,本书中,医院物体表面、医务人员手和复用医疗器材的清洁度检测采用 ATP 荧光检测法。

引用标准:

注:下列文件对于本章节的应用是必不可少的,其最新版本(包括所有的修改单)均适用于本章节,请在使用前做好查新工作。

《医院消毒卫生标准》GB 15982—2012

《消毒与灭菌效果的评价方法与标准》GB 15981—1995

《紫外线杀菌灯》GB 19258—2012

《紫外线空气消毒器安全与卫生标准》GB 28235—2011

《小型压力蒸汽灭菌器灭菌效果监测方法和评价要求》GB/T 30690—2014

《酸性氧化电位水生成器安全与卫生标准》GB 28234—2011

《乙醇消毒剂卫生标准》GB 26373—2010

《医院洁净手术部建筑技术规范》GB 50333—2013

《洁净室施工及验收规范》GB 50591—2010

《臭氧发生器安全与卫生标准》GB 28232—2011

《室内空气中臭氧卫生标准》GB/T 18202—2000

《次氯酸钠发生器安全与卫生标准》GB 28233—2011

《二氧化氯消毒剂卫生标准》GB 26366—2010

《医疗器械　环氧乙烷灭菌确认和常规控制》GB 18279—2000

《戊二醛消毒剂卫生标准》GB 26372—2010

《过氧化物类消毒剂卫生标准》GB 26371—2010

《医疗机构消毒技术规范》WS/T 367—2012

《医院消毒供应中心　第 2 部分:清洗消毒及灭菌技术操作规范》WS 310.2—2016

《医院消毒供应中心　第 3 部分:清洗消毒及灭菌效果监测标准》WS 310.3—2016

《血液透析和相关治疗用水》YY 0572—2005

《Ⅱ级生物安全柜》YY 0569—2011

二、检测参数

1. 医院物体表面、医务人员手和复用医疗器材的清洁度检测

（1）检测意义：医疗机构的物体物品、医务人员手、复用医疗器械等的清洁度是控制院内感染的关键因素之一，对清洁度进行检测能够指导医院进行更高效的清洗清洁工作，及时发现清洗清洁工作的薄弱环节。

应用范围：消毒后医务人员手洁净度、消毒后及使用中医院物体表面洁净度。复用医疗器材（管腔类及非管腔类）清洗效果（而非消毒或灭菌效果）。

（2）检测依据

《医院消毒卫生标准》GB 15982—2012

《医院消毒供应中心 第3部分：清洗消毒及灭菌效果监测标准》WS 310.3—2016

《医疗机构消毒技术规范》WS/T 367—2012

《医务人员手卫生规范》WST 313—2009

（3）检测原理：影响表面洁净度的污染物有多种形式，可能是细菌、体液、组织细胞等。现场快速检测多使用 ATP 生物荧光法，其原理是荧光素酶在镁离子、ATP、氧参与下，催化产生氧化荧光素，发出 560nm 的荧光，通过测定发光值计算 ATP 的含量。测得 ATP 含量越高，微生物或其他生物性污染（表皮细胞、组织、血液等）也越严重。

消毒后医务人员手洁净度、消毒后及使用中医院物体表面洁净度的检测选用精度为 $1RLU=10^{-15}mol$ ATP 的 ATP 荧光检测仪（手持式）；清洗后复用医疗器械清洗效果检测，要选择灵敏度达到 $10^{-18}mol$ ATP 的荧光检测仪（台式）。

（4）操作要点

1）操作时应穿无菌隔离衣，佩戴无粉、无菌手套及一次性口罩、帽子。

2）重点采集医务人员及患者频繁接触的物体表面：如治疗车、床栏、床头柜、门把手、灯开关、水龙头等以及各种诊疗设备操作表面。

3）样品采集

①物体表面

采样时间：潜在污染区、污染区消毒后采样，清洁区根据现场情况确定。

采样面积：被采表面 $<100cm^2$，取全部表面；被采表面 $\geq100cm^2$，取 $100cm^2$。

采样方法：用 5cm×5cm 灭菌规格板放在被检物体表面，用 ATP 荧光检测仪配套无菌拭子 1 支，在规格板内横竖往返各涂抹 5 次，并随之转动拭子，拭子不得接触规格板内侧，连续采样 1~4 个规格板面积。门把手、水龙头等小型物体表面用拭子直接涂抹物体表面采样。采样后立即用 ATP 荧光检测仪

检测。

②手

采样时间：采取手卫生后，在接触病人或从事医疗活动前采样。

采样方法：根据《医务人员手卫生规范》（WST 313—2009），被检者五指并拢，用无菌拭子在双手指曲面从指根到指端往返涂擦 2 次，一只手涂擦面积 30cm²，涂擦过程中同时转动棉拭子。采样后立即检测。

③皮肤：采样方法同物体表面。

④复用医疗器械

采样时间：清洗后消毒前。

非管腔类直接用无菌拭子涂抹器械除手持部分以外的各个部分表面，重点涂抹关节、齿牙等难清洗部位。

硬质内镜及管腔类器械将拭子探入管腔内，往返旋转涂抹 5 次，拭子从管腔两端各探入 9cm，管腔长度小于 18cm 的采集管腔全部，大于 18cm 的只采 18cm。手拿部位不涂抹。

拭子无法探入管腔类器械可取 1000μl 蒸馏水冲洗管腔，管子下面用无菌试管收集洗脱水。

4）检测方法

①启动仪器，完成自检过程后，再使用配套拭子开始进行涂抹。

②涂抹时拭子与待测面成 45° 角，并不断转动试子，使拭子最大程度接触待测表面。

③涂抹完成后，将拭子装入试管中，掰断拭子顶部的栓子，将顶部的试剂挤入试管中，握住检测管上端，振荡约 15 次使其充分反应。将试管装入手持式 ATP 荧光检测仪中，点击检测，仪器显示光度值单位为 RLU，与 ATP 含量成正相关。

④非管腔类和可直接涂抹的管腔类复用医疗器械采用台式 ATP 荧光检测仪检测。涂抹方法同上，检测方法参考设备说明书。

⑤拭子无法探入的管腔类医疗器械洗脱水的检测需使用试剂中自带的 100μl 定量采样器。从试管中拔出定量采样器，浸入被检测液体中后取出，放回试管中，同时用 100μl 蒸馏水作阴性对照。洗脱水检测发光值记为 M1，洗脱用无菌蒸馏水检测发光值记为 M2。

⑥取出拭子，关机。

（5）结果判定：ATP 荧光检测作为一种新兴的检测方法，目前没有明确的数值标准，仅作为参考比较的依据。

1）使用精度为 $1RLU=10^{-15}$mol ATP 的 ATP 荧光检测仪（手持式）时：

①单手检测：RLU<30 合格，30~100 警告，>100 不合格。

②双手检测：RLU<60 合格，60~200 警告，>200 不合格。

③使用中的物体表面：RLU<100 合格、100~300 警告、>300 不合格。

④消毒后未使用的物体表面：RLU<30 合格，30~100 警告，>100 不合格。

2）使用精度为 1RLU=10^{-18}mol ATP 的 ATP 荧光检测仪（台式）时：

①非管腔类复用医疗器材清洗效果：RLU（相对发光值）<2000 合格；2000~4000 警告；>4000 不合格。

②拭子可探入的管腔类器材：RLU<2000 合格；2000~4000 警告；>4000 不合格。

③拭子不可探入的管腔类器材：M1/M2<10 合格。

（6）注意事项

1）检测人员采样前应穿无菌隔离衣，佩戴无粉、无菌手套及一次性口罩、帽子。

2）采样过程中严格无菌操作。

3）ATP 检测一体化试剂均需要 4℃冷藏保存，使用前应先放到室温下回暖，以便 ATP 酶充分恢复活性。

4）以清洗后的医疗器械为检测对象，如手术器械、内镜等，要选择灵敏度达到 10^{-18}mol ATP 的荧光检测仪。

5）振荡拭子时注意不要用力过猛，避免产生过多的泡沫。

6）所用试剂及耗材按医疗废弃物处理。

2. 治疗用水微生物总数

（1）检测意义：要想保证血液透析或血液透析滤过既安全又有效，必须保证水质优良。血液透析相关治疗用水微生物总数的测定是预防院内感染、保证患者健康的重要手段。YY 0572 中规定处理水（完全通过了水处理系统处理，进入血液透析设备的水）中的细菌总数应不超过 100CFU/ml。

（2）检测依据

《医院消毒卫生标准》GB 15982—2012

《血液透析和相关治疗用水》YY 0572—2005

（3）检测原理：ATP 荧光检测法（台式机）。

（4）操作要点

1）采样

①采样前准备：检测人员采样前佩戴无粉、无菌手套及一次性口罩、帽子。

②采样部位：经水处理设备处理过的末端水（进入透析机前）。

③采样方法：用无菌袋或无菌瓶取大于 10ml 水样。

2）检测过程

①用无菌注射器取 10ml 样液，将 5μm 的无菌滤膜和 0.45μm 的无菌滤器

依次连接在注射器上。

②将 0.45μm 的无菌滤器下面小帽拔下,过滤样液并排空滤器内壁及底部液体,滤液废弃,盖好 0.45μm 的无菌滤器下面的小帽。

③按照台式 ATP 荧光检测仪的操作说明,在滤膜上依次加入适量的体细胞消除剂(静置 10 分钟)、微生物细胞裂解剂和荧光素试剂,经测量得到 M1。

④取出滤器加入 10μl ATP 标准品,振荡混匀,测得 M2,仪器自动计算微生物总数。

⑤将读取的 CFU 值除以 10,得到检测结果(以 CFU/ml 计),填写在原始记录表上。

(5)结果判定:依据 YY 0572 的规定:处理水中的细菌总数应不超过 100CFU/ml

(6)注意事项

1)试剂未使用前需冷藏保存。

2)配制好的荧光素试剂可冷藏三天,冷冻 1 个月,不能反复冻融(只能解冻一次)。

3)配制好的体细胞消去剂可冷藏三个月,冷冻半年。

4)加入微生物细胞裂解剂后,尽快加入荧光素试剂并立即检测,操作时间延长结果会偏低。

5)水样采集后半小时内检测完毕。

6)采样时用无菌瓶(袋),所用耗材必须经过灭菌后方可使用,检测时应无菌操作。

7)排空 0.45μm 无菌滤器内壁及底部液体时,应使用注射器打入空气进行排液。

3. 消毒液有效成分含量 消毒产品鉴定测试项目包括有效成分含量的测定、pH 的测定、稳定性试验、金属腐蚀性试验和微生物杀灭试验。其中消毒液有效成分的检测包括库存消毒剂和使用中消毒液。根据 GB 15982,库存消毒剂的有效成分含量依照产品企业标准进行检测;使用中消毒液的有效浓度测定可用上述方法,也可使用经国家卫生健康行政部门批准的消毒剂浓度试纸(卡)进行监测。

常用消毒剂一般包括酸性氧化电位水、臭氧、含氯消毒剂、二氧化氯、环氧乙烷、戊二醛、过氧化氢、过氧乙酸、乙醇、苯扎溴铵等,《消毒技术规范》一般采用化学滴定法检测。本书主要介绍操作简便的快速检测方法。所测含量在产品有效期内,不得低于企业标准的下限值。

(1)臭氧

1)检测意义:臭氧能与细菌细胞壁脂类双键反应,穿入菌体内部,作用于蛋白和脂多糖,改变细胞的通透性,从而导致细菌死亡,故臭氧可用于空气消毒或物体表面消毒。溶解于水中的臭氧还可以杀灭水中的细菌。

应用范围:

①气体臭氧:用臭氧气体进行物体表面消毒时的臭氧浓度、用臭氧进行空气消毒时的臭氧浓度、用臭氧进行空气消毒后环境中臭氧残留浓度。

②水中臭氧:用臭氧消毒生活饮用水后水中臭氧残留浓度、医疗用水中臭氧浓度、用臭氧水进行物体表面消毒时水中臭氧浓度。

2)检测依据

《医院消毒卫生标准》GB/T 15982—2012

《臭氧发生器安全与卫生标准》GB 28232—2011

3)检测原理

①空气中臭氧浓度为紫外光度法,参照《室内空气中臭氧卫生标准》(GB/T 18202—2000)。

②水中臭氧浓度检测使用分光光度法(靛蓝法),参照《生活饮用水标准检验方法》(GB/T 5750—2006)。

4)操作要点

①采样方法与检测环境

a. 空气消毒时臭氧浓度的检测,将臭氧检测仪直接放入被消毒环境或密闭空间进行检测,检测过程中人员需撤离消毒环境或密闭空间。

b. 产生臭氧的消毒器械的工作环境可参照《公共场所卫生检验方法 第2部分:化学污染物》(GB/T 18204.2—2014)中对公共场所臭氧浓度检测要求,按面积进行布点与采样。

c. 水中臭氧按《生活饮用水标准检验方法》(GB/T 5750—2006)进行采样。

②检测过程

a. 空气消毒臭氧浓度检测操作方法:

开机,预热后将仪器进样口放置于测点位置,设置平均值模式,读取一定时间内的臭氧平均浓度,作为该测点的检测结果。

若仪器以 ppm 为单位,需要将其转换成 mg/m^3。

b. 产生臭氧的消毒器械的工作环境空气中臭氧浓度检测操作方法同上:

c. 水中臭氧检测操作方法:按照比色计的说明书操作。

5)结果判定:根据 GB 15982—2012 和 GB 28232—2011 的要求:

①空气消毒:应在密闭空间,室内无人的条件下进行,其臭氧浓度应≥20mg/m³,作用时间应≥30分钟。产生臭氧的消毒器械的工作环境的臭氧浓度应 <0.16mg/m³。

②物体表面消毒：

a. 用臭氧气体对物体表面消毒，其浓度应 ≥60mg/m³，作用时间 60~120 分钟。

b. 用臭氧水对物体表面消毒，其出水口臭氧浓度 >10mg/L，作用时间 ≥60 分钟。

6）注意事项

①空气中臭氧浓度的检测应注意防护，防止吸入。

②比色杯外壁不得有水滴、污物。

③比色杯内壁不得有气泡。

④如检测结果超过仪器量程，需要稀释后再进行检测，检测结果需乘以稀释倍数。

⑤样品采集后应尽快完成检测，防止有效成分挥发。

（2）含氯消毒剂

1）检测意义：含氯消毒剂是指溶于水产生具有杀微生物活性的次氯酸的消毒剂，其杀微生物有效成分常以有效氯表示，有效氯指含氯化合物中所含有的氧化态氯。含氯消毒剂可杀灭各种微生物，包括细菌繁殖体、病毒、真菌、结核杆菌和抗力最强的细菌芽胞。含氯消毒剂主要包括次氯酸钠发生器产生的消毒液、漂白粉、漂粉精等粉剂配制的消毒液和酸性氧化电位水等。

2）检测标准

《医院消毒卫生标准》GB 15982—2012

《次氯酸钠发生器安全与卫生标准》GB 28233—2011

3）检测原理

精密试纸法和 N, N- 二乙基对苯二胺（DPD）分光光度法。

4）操作要点

①采样时间：配制后使用前。

②操作方法按照试纸或设备的说明书进行。注意浓度超出测定范围时需对消毒剂样品进行稀释，检测结果乘以稀释倍数。

5）结果判定：根据 GB 28233—2011 的要求：

含氯消毒剂（次氯酸钠发生器产生的消毒液及粉剂配制的消毒液）的有效氯浓度应满足：

①清洁物体表面：100~250mg/L，时间 10~30 分钟。

②非清洁物体表面：400~700mg/L，时间 10~30 分钟。

③血液、黏液等体液污染物：5000~10 000mg/L，时间 60 分钟。

④排泄物：10 000~20 000mg/L，时间 ≥120 分钟。

6）注意事项：样品采集后应尽快完成检测，防止有效成分挥发。

（3）二氧化氯消毒剂

1）检测意义：二氧化氯属高效消毒剂，具有广谱、高效、速效杀菌作用。能杀灭各种微生物，包括细菌繁殖体、病毒、真菌、分枝杆菌和芽胞等。主要包括二氧化氯发生器产生的二氧化氯消毒剂、次氯酸钠与活化剂（硫酸等）化学反应产生的二氧化氯消毒剂。

2）检测标准

《医院消毒卫生标准》GB 15982—2012

《二氧化氯消毒剂卫生标准》GB 26366—2010

《消毒技术规范》2002

3）检测原理：分光光度法。

4）操作要点

①采样时间：配制后使用前。

②操作方法按照试纸或设备的说明书进行。注意浓度超出测定范围时需对消毒剂样品进行稀释，检测结果乘以稀释倍数。

5）结果判定：根据 GB 26366—2010 的要求，按照不同消毒对象分类进行判定：

①医院污水：20~40mg/L。

②一般物体表面：50~100mg/L。

③非金属医疗器械：高水平 400~600mg/L、中水平 100~300mg/L、低水平 50~100mg/L。

6）注意事项：样品采集后应尽快完成检测，防止有效成分挥发。

（4）酸性氧化电位水

1）检测意义：酸性氧化电位水是一种具有高氧化还原电位（ORP），低 pH，含低浓度的有效氯的水，具有较强的氧化性和快速杀灭微生物的作用。由酸性氧化电位水生成器产生。

2）检测标准

《医院消毒卫生标准》GB 15982—2012

《酸性氧化电位水生成器安全与卫生标准》GB 28234—2011

《医院消毒供应中心　第 2 部分：清洗消毒及灭菌技术操作规范》WS 310.2—2016

3）检测原理

①有效氯含量：试纸法、DPD 分光光度法。

②pH：电极法、试纸法。

③氧化还原电位（ORP）：电极法。

4）操作要点

①采样：开启酸性氧化电位水生成器，待出水稳定后，用100ml小烧杯接取酸性氧化电位水，立即进行检测。

②操作方法按照试纸或设备的说明书进行。pH和ORP的检测参照本书水质检测部分。

5）结果判定：按照GB 28234—2011的要求：酸性氧化电位水出水口处有效氯浓度应为50~70mg/L；氧化还原电位应为1100mv以上pH应为2.0~3.0。

6）注意事项：采样后立即检测。试纸应在干燥处密封保存。注意酸性氧化电位水对金属的腐蚀作用。

（5）戊二醛消毒剂

1）检测意义：戊二醛属灭菌剂，具有广谱、高效杀菌作用。对金属腐蚀性小，受有机物影响小等特点。经典的戊二醛常用灭菌浓度为2%。增效的复方戊二醛也可使用卫生健康行政机构批准使用的浓度。

2）检测标准

《戊二醛消毒剂卫生标准》GB 26372—2010

《过氧化物类消毒剂卫生标准》GB 26371—2010

3）检测原理：试纸法。

4）操作要点

①采集使用中的戊二醛消毒剂。

②取出试纸，按照说明书进行测定。

5）结果判定：按照GB 26372—2010的要求：

①标识有效期内戊二醛有效成分含量应≥2.0%。

②室温条件下，加入防锈剂和pH调节剂后，用于医疗器材浸泡消毒或灭菌，可连续使用14天，使用期间戊二醛含量应≥1.8%。

③医疗器材的浸泡消毒：戊二醛含量2.0%~2.5%，作用60分钟。

④医疗器材的浸泡灭菌：戊二醛含量2.0%~2.5%，作用10小时。

6）注意事项：试纸应在干燥处密封保存。

（6）过氧化物消毒剂

1）检测意义：过氧化物类消毒剂最常见的为过氧乙酸与过氧化氢。是指化学分子结构中含有二价基"—O—O—"的强氧化剂。

2）检测标准

《过氧化物类消毒剂卫生标准》GB 26371—2010

3）检测原理：目前尚无针对过氧化氢的现场快速检测方法。

过氧乙酸含量现场快速检测使用试纸法。

4）操作要点：采集配制好使用前的过氧乙酸消毒液，根据试纸的使用说明进行检测。

5）结果判定

①按照 GB 26371—2010 的要求。

②物体表面：0.1%~0.2% 过氧乙酸或 3.0% 过氧化氢，喷洒或浸泡，作用时间 30 分钟。

③空气消毒：0.2% 过氧乙酸或 1.5%~3.0% 过氧化氢，气溶胶喷雾方法，作用时间 60 分钟，或 15% 过氧乙酸加热蒸发，7mL/m³ 计算，熏蒸作用时间 1~2 小时。

④皮肤伤口冲洗消毒：1.5%~3.0% 过氧化氢消毒液作用时间 3~5 分钟。

⑤医疗器材消毒：6.0% 的过氧化氢浸泡，作用时间 120 分钟，或 0.5% 过氧乙酸 冲洗作用时间 10 分钟。

（7）乙醇消毒剂

1）检测意义：乙醇俗称酒精，可使细菌体内的蛋白质凝固，进而将其杀死，其中乙醇体积分数为 75% 的乙醇消毒剂消毒效果最好。

2）检测标准

《消毒技术规范》2002

《乙醇消毒剂卫生标准》GB 26373—2010

3）检测原理：比重计法。

4）操作要点

①于室温 20℃ 左右，在量筒中加入适量乙醇样品溶液，其量以使酒精比重计放入后能充分浮起为准。

②将比重计下按后，缓慢松手，当期上浮静止且溶液无气泡时，读取液面处刻度即为乙醇在水中的体积分数。

5）结果判定

按照《乙醇消毒剂卫生标准》（GB 26373—2010）要求，乙醇消毒剂中乙醇含量应为 70%~80%（体积分数）。

6）注意事项：待测溶液不可过少，且量筒内径应足够大，以满足比重计在其中自由上浮。

（8）环氧乙烷

1）检测意义：环氧乙烷分子式为 C_2H_4O，对物品的穿透力强。几乎各种微生物对环氧乙烷敏感，而且细菌繁殖体和芽胞之间对环氧乙烷的敏感性差异很小，这是环氧乙烷作为灭菌剂的一个特点。目前尚无测定环氧乙烷浓度的快速检测方法，本书主要介绍使用环氧乙烷发生器进行空气或物体表面消毒时工作环境中环氧乙烷的泄漏量的检测。

2）检测标准

《消毒技术规范》2002

《医院消毒卫生标准》GB 15982—2012

《医疗器械　环氧乙烷灭菌确认和常规控制》GB 18279—2000

3）检测原理：电化学法。

4）操作要点

①在环氧乙烷发生器工作时直接测定工作环境的环氧乙烷浓度，采样时间为 8 小时。

②将仪器放置于采样位置，开机。

③按照仪器说明书进行设置，计时 8 小时，记录时间加权平均浓度（TWA）。TWA = 检测值（ppm）× 一日内灭菌器开启时间（h）÷ 8。

5）结果判定：按照 WST 367—2012 的要求，8 小时中，环氧乙烷 TWA 应不超过 $1.82mg/m^3$（1ppm）。

GB 15982—2012 要求环氧乙烷灭菌器工作环境的环氧乙烷浓度应 $<2mg/m^3$。

● 注意事项

①仪器电量应充足，满足 8 小时监测。

②环氧乙烷属于易爆品，现场应注意防止静电及电子设备产生的电火花等。

③尽可能选择灭菌器充入环氧乙烷气体时、排气时、开柜门时等可能泄漏到空气中的情况下进行检测，将检测仪置于环氧乙烷灭菌器附近。

④仪器内的电化学传感器属于精密配件，不使用时应放在专用的干燥盒内保存，传感器寿命一般一年左右，应及时更换。

⑤部分仪器传感器零点可能出现漂移，传感器可以主动调节回零点，关闭仪器并覆盖传感器，保持最少 5 分钟后再进行下一次测量。

⑥电池维护：当电池电量灯闪烁时，表明仪器剩余电量还可以使用最多一个小时。如果测量进行中，那么进行完本次测量后需要更换电池。（低电量情况下可能导致读数不准）。仪器中需要一直安装一块有电量的电池。若仪器中未安装电池或仪器中电池无电量，需要在检测之前 24 小时为仪器安装电池。

4. 紫外线辐射照度

（1）检测意义：紫外线辐射照度检测对象是紫外线灯，紫外线灯被广泛应用于各类医疗卫生服务机构，常用于物体表面及空气的消毒，包括在诊疗室、换药室安装的紫外线灯及紫外线空气消毒器中使用的紫外线灯。波长范围 250~270nm 的紫外线杀菌作用最强。紫外线灯的杀菌能力和其辐射照度有着直接的关系，必须达到一定的辐射照度才能起到杀菌的作用，随着灯的使用时间延长，其辐射照度会逐渐减弱。因此，必须定期检测紫外线灯的辐射照度，检测结果低于规定值时，应及时更换紫外线消毒灯。

应用范围：紫外线杀菌灯紫外线辐射照度检测。紫外线空气消毒器紫外线辐射照度检测。

（2）检测依据

《紫外线杀菌灯》GB 19258—2012

《医院消毒卫生标准》GB 15982—2012

《紫外线空气消毒器安全与卫生标准》GB 28235—2011

《消毒与灭菌效果的评价方法与标准》GB 15981—1995

《医疗机构消毒技术规范》WS/T 367—2012

（3）检测原理

1）物理方法：紫外照度计法，国标方法，出自 GB 19258—2012。紫外线辐射照度计是测量紫外线照度的基本仪器，适用于紫外线杀菌、理疗、荧光分析、紫外光刻、水处理、育种等领域的紫外辐射照度测量。通过紫外线照射到辐照仪的探头，探头内的硅光电池将光能转化为电信号，在仪器上显示读数，一般显示单位直接为 $\mu W/cm^2$。

2）化学方法：紫外线强度指示卡，简易方法，出自《消毒技术规范》。利用对波长253.7nm的紫外线敏感的化学物质和辅料配成印制油墨，印制在紫外线光敏纸上，受到紫外线照射后，油墨颜色会有乳白色变成紫色，颜色的深浅与紫外线辐照度正相关，可通过测量与标准值进行比色判断是否合格。

（4）操作要点

1）采样方法与检测环境：无论使用何种检测方法，测量条件应该满足电压220v±5v、环境相对湿度<60%、温度20~25℃，普通30W直管紫外线灯在灯管正下方垂直距离1m处测定，特殊紫外线灯在使用距离处测定。

2）操作方法

①物理方法：启动紫外线辐射照度计，选择测定波长为253.7nm，连接好相应波长的探头，打开感光面保护盖。开启紫外灯5分钟以上，待灯光稳定发光后，选择该灯管中央下方垂直1m处进行检测，按下量程键选择量程。待仪表读数稳定后，所示数据乘以量程因子即为该紫外线灯的辐射照度值。

②化学方法：开启紫外灯5分钟后，将指示卡有图案的一面朝向灯管，照射1分钟。图案中的紫外线光敏纸色块由乳白色变成不同程度的紫色。将其与指示卡两侧的标准色块相比，即可测知紫外线灯辐射照度值是否达到使用要求。指示卡上左右两个标准色块，表示在规定测试条件下灯管的不同辐射照度值，分别为 $70\mu W/cm^2$ 和 $90\mu W/cm^2$。

指示卡必须经过验证方可使用，验证试验如下：

a. 将紫外线灯装于测定架上，指示卡置灯管下方垂直中心位置的照射台上（灯管与照射台距离可上下调整，以使达检测时规定的照射强度）。

　　b. 开启紫外线灯，待5分钟后灯管工作稳定，按指示卡上各标准色块注明的强度，分别调整好灯管下照射台中心测试点处的紫外线照射强度（用照度计测定），以进行随后的照射试验。

　　c. 照射时，在测定架上对指示卡变色区进行照射。每10张指示卡为一组，每组照射1分钟，每个强度照射3组（共30张指示卡）。

　　d. 照射后，即刻用肉眼观察照射过的指示卡，比较其变色区色块与相应标准色块的颜色。

　　e. 变色区色块与标准色块，以及指示卡检测结果与照度计测定结果的符合率均≥90%者，可判定为合格。

　　（5）结果判定：根据GB 15981—1995的规定：在电压220V时，普通30W直管型紫外线灯，在室温为20~25℃的使用情况下，253.7nm紫外线辐射强度（垂直1m处）应≥70μW/cm²；在电压220V时，高强度紫外线灯，在室温为20~25℃的使用情况下，253.7nm紫外线辐射强度（垂直1m处）应≥200μW/cm²。

　　1）紫外线杀菌灯：按照GB/T 15982—2012的要求：使用中的紫外线灯（30W）辐射照度值应≥70μW/cm²。

　　2）紫外线空气消毒器：根据GB 28235—2011，其紫外线辐射照度值参考表2-5-1。

表 2-5-1　单端紫外线杀菌灯紫外线辐射照度额定值

标称功率（W）	24	36	55
辐射照度（μW/cm²）	94	147	170

注1：紫外线辐射照度的测量距离为1000m。

注2：表中辐射照度值为双管灯参数。

● 注意事项

1）操作人员要采取防护措施，防止眼睛及裸露皮肤被紫外线灼伤。

2）测量环境应尽量避免阳光直射。

3）紫外线辐照计要注意保护探头的光敏面，不使用时应盖好保护盖。

4）随时注意紫外辐射照度计电池具有正常的供电电压。如发现电池电压偏低，立即更换电池。

5）根据相关法律法规的规定，紫外线辐射照度计经过计量认证部门检定后方可投入使用，仪器每年至少检定一次。

6）指示卡应取得消毒产品卫生许可批件，应在避光、干燥条件下保存，并在有效期内使用。

5. 压力蒸汽灭菌效果

（1）检测意义：压力和温度是压力蒸汽灭菌的主要指标，在保证压力和温度的前提下，达到一定的时间即可完成灭菌。耐湿、耐热的医疗器材应首选压力蒸汽灭菌。用高温加高压灭菌，不仅可杀死一般的细菌、真菌等微生物，对芽胞、孢子也有杀灭效果，是最可靠、应用最普遍的物理灭菌法。

（2）检测依据

《医院消毒卫生标准》GB/T 15982—2012

《医院消毒供应中心 第 3 部分：清洗消毒及灭菌效果监测标准》WS 310.3—2016

《小型压力蒸汽灭菌器灭菌效果监测方法和评价要求》GB/T 30690—2014

（3）检测原理：温度压力测定仪，具有全密封防水性能的压力及温度传感器，耐高温、耐湿、耐压、耐化学品腐蚀。将铂金电阻值转换为温度值通过射频技术或有线接口将数据发送至数据终端并通过软件完成监测、评价等工作。

（4）操作要点

1）采样方法与检测环境：将温度测定仪放入灭菌器，每层设 3 个点，各层间按对角线布点；将一个压力测定仪放入灭菌器底部中心；再放入模拟的常规处理物品至满载。

2）操作方法：消毒灭菌工作完成后从灭菌器中取出温度压力测定仪探头，读取数值。

（5）结果判定：按照 GB/T 30690—2014 的要求：整个灭菌过程中，灭菌温度范围的实测值不低于设定值，且不高于设定值 3℃，灭菌室内任意 2 点差值不得超过 2℃。

实测压力范围应与实测温度范围相对应。

设定值参照 GB/T 15981—1995：

下排气式：0.070MPa/cm^2，115℃时灭菌时间 40 分钟

0.105MPa/cm^2，121℃时灭菌时间 30 分钟

预真空式：0.210MPa/cm^2，134℃时灭菌时间 4~6 分钟

● 注意事项

1）使用注意传感器电量，确保足够完成检测。

2）温度压力测定仪应检定合格后方可使用。

3）温度压力测定仪首次使用需要在专用电脑上安装配套软件，检测前需要进入软件，连接探头，点击开始检测。

6. 洁净手术部卫生要求 洁净手术部由洁净手术室、洁净辅助用房和非

洁净辅助用房等一部分或全部组成的独立的功能区域。洁净手术室是指采用空气净化技术,把手术环境空气中的微生物粒子及微粒总量降到允许水平的手术室。洁净手术部按洁净用房等级分为Ⅰ、Ⅱ、Ⅲ、Ⅳ四级,按空气洁净度级别分为5、6、7、8、8.5五级。洁净手术部的各类洁净用房除静态空气细菌浓度及物体表面清洁消毒状况应符合 GB 15982 的要求外,其他技术指标应符合 GB 50333 的要求,主要包括:室内压力、最小换气次数、工作区平均风速、温度、相对湿度、最小新风量、噪声、最低照度和最少术间自净时间。

  洁净手术部各空气指标的采样时间依据 WS/T 367 的规定,在洁净系统自净后与从事医疗活动前采样。细菌浓度的检测可根据 GB 50333 选择沉降法或浮游菌法,本书不作介绍。

  洁净手术部的日常监测周期根据 GB 50591—2010 有如下规定:

检测项目	适用级别	检测时间最长间隔
工作区(或规定高度)截面风速	1~5 级	12 个月
新风量	所有级别	12 个月
静压差	所有级别	12 个月
空气洁净度	1~5 级	6 个月
	6~9 级	12 个月
温湿度	所有级别	12 个月
噪声	所有级别	12 个月
照度	所有级别	12 个月
工作区(或规定高度)截面风速不均匀度	1~4 级	12 个月

  定期检测应以空态或静态为准,任何检测结果都必须注明状态。

  (1)工作区平均风速和风速不均匀度

  1)检测意义:包括洁净度5级区域地面上1.2m高截面风速、Ⅱ~Ⅳ级手术室送风速度和换气次数。

  2)检测依据

  《医院消毒卫生标准》GB 15982

  《医院洁净手术部建筑技术规范》GB 50333

  《医疗机构消毒技术规范》WS/T 367

  《洁净室施工及验收规范》GB 50591

  3)检测原理:风速测量采用风速计法。

4）操作要点

①对洁净手术室达到 5 级洁净度的手术区和有局部 5 级的 I 级洁净辅助用房中达到 5 级洁净度的区域。

a. 测量时间：送风温度稳定后。

b. 测点范围：集中送风面正投影区边界 0.12m 内的面积，均匀布点，测点平面布置见图 2-5-1。测点高度距地 1.2m，应无手术台或工作面阻隔，测点艰巨不应大于 0.3m。当有不能移动的阻隔时，应记录在案。

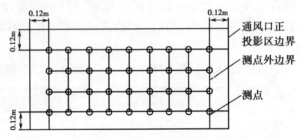

图 2-5-1 地面以上 1.2m 截面风速测点平面布置

c. 检测仪器（风速计）最小分辨率应能达到 0.01m/s，仪器测杆应固定位置，不能手持。每点检测时间不少于 5 秒，每秒记录 1 次，取平均值。

d. 风速计的操作按设备说明书进行。

②Ⅱ～Ⅲ级洁净手术室送风面平均风速和换气次数

a. 测点高度：送风面下方 0.1m 以内。

b. 测点间距：不超过 0.3m。

c. 测点位置：测点断面布置（图 2-5-2）最外边测点应在送风口边界内 0.05m，均匀布点。

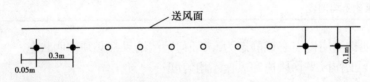

图 2-5-2 送风面速度测点断面布置

d. 送风面各点风速范围应在 0.1~0.4m/s 之间，不得出现无风速的盲区。

e. 各点风速达到上述点风速的条件后，换气次数应按下式计算

$$n=Q/V=\frac{\bar{v} \times F}{V}$$

式中　Q——房间送风量（m^3/h）；

　　$\bar{v}$——送风面平均速度（m/s）；

　　F——送风面面积（m^2）；

　　V——房间体积（m^3）

③Ⅳ级洁净手术室和洁净辅助用房的分散送风口应通过监测送风口风量换算得出换气次数，监测结果不应小于 12 次 / 小时，不宜超过设计值的 15%。对于分散布置的送风口的检测方法参照 GB 50591 的有关规定。

5）结果判定

①Ⅰ级洁净手术室和需要无菌操作的特殊用房工作区平均风速应在 0.20~0.25m/s。

②Ⅱ级洁净手术室最小换气次数应不低于 24 次 / 小时。

③Ⅲ级洁净手术室最小换气次数应不低于 18 次 / 小时。

④Ⅳ级洁净手术室最小换气次数应不低于 12 次 / 小时，不宜超过设计值的 15%。

● 注意事项

①用任何方法测定任何洁净室风口风量（风速）时，风口上的任何配件、饰物一律保持原样。

②风速或风量测量时严格按照设备说明书进行操作。

（2）最小新风量

1）检测意义：新风量，是指从室外引入室内的新鲜空气。新风量作为衡量室内空气质量的一个重要标准，直接影响室内空气的流通和室内空气污染的程度。

2）检测依据

《医院洁净手术部建筑技术规范》GB 50333

《洁净室施工及验收规范》GB 50591

《公共场所卫生检验方法　第 1 部分：物理因素》GB/T 18204.1—2013

3）检测原理：参照测量设备的检测原理，可采用套管法、风量罩法、风管法或风口法。通过测定新风口风速或新风管中的风速，应按进风净面积换算成新风量。

4）操作要点

①检测条件：新风量的检测应在室外无风或微风条件下进行。

②风量检测前必须检查风机运行是否正常，系统中各部件安装是否正确，有无障碍，所有阀门应固定在一定的开启位置上，且必须测量被测风口、风管尺寸。

③布点要求参见 GB 50591。

a. 选用套管法时,可用轻质板材或膜材做成与风口内截面相同或相近、长度大于 2 倍风口边长的直管段作为辅助风管,连接于过滤器风口外部,在套管出口平面上,均匀划分小方格,方格变长不大于 200mm,在方格中心设测点。对于小风口,最少测点数不少于 6 点。也可采用锥形套管,上口与风口内截面相同或相近,下口面积不小于上口面积的一半,长度宜大于 1.5 倍风口边长,侧壁与垂直面的倾斜角不宜大于 7.5°,以测定截面平均风速,乘以测定截面净面积算出风量。

b. 选用带流量计的风量罩法时,可直接得出风量。风量罩的面积应接近风口面积。测定时将风量罩口完全罩住过滤器或出风口,风量罩面积应与风口面积对准,风量罩边与接触面应严密无泄漏。

c. 对于风口上风侧有较长的支管段且已经或可以打孔时,可用风管法通过毕托管测出动压,换算成风量。测定断面距局部阻力部件距离,在局部阻力部件后者,距离局部阻力不少于 5 倍管径或 5 倍大边长度。在局部阻力部件前者,距离局部阻力不小于 3 倍管径或 3 倍大边长度。

d. 对于矩形风管,测定截面应按奇数分成纵、横列,再在每一列上分成若干个相等的小截面,每个小截面宜接近正方形,边长最好不大于 200mm,测点设于小截面中心。小管道截面上的测点数不宜少于 6 个。

e. 对于圆形风管,应按等面积圆环法划分测定截面和确定测点数。

f. 如受环境条件限制,无法采用套管或风量罩,也不能在风管上检测时,则可用风口法。风口上有网、孔板、百叶等配件时,测定面应距其约 50mm,测定面积按风口面积计算。测点数同套管法。对于百叶风口,也可在每两条百叶中间选不少于 3 点,并使测点正对叶片间的斜向气流。测定面积应按百叶风口通过气流的净面积计算。

④各设备的具体操作步骤参见设备说明书。

5) 结果判定:Ⅰ~Ⅳ级洁净手术部用房的最小新风量应在 15~20m³/h·m²。

● 注意事项

新风量检测结果应在室内静压差达到标准的前提下,且不能超过设计值的 10%。

（3）静压差

1) 检测意义:洁净手术部静压差可以是正压也可以是负压,其作用是为了防止室内外气流间的污染。

2) 检测依据

《医院洁净手术部建筑技术规范》GB 50333

《洁净室施工及验收规范》GB 50591

3) 检测原理:微差压计法。采用 YJB-150 补偿微压计,量程 0~1500Pa

或其他微压力计,仪表灵敏度小于0.1Pa。

4)操作要点

①在洁净区所有门都关闭的条件下,有排风时,应在最大排风量条件下进行。从平面上最里面的房间依次向外或从空气洁净度级别最高的房间依次向低级别的房间进行检验,测出静压差合格后还应检测其相邻两间洁净用房的静压差。

②对于Ⅰ级洁净用房静压差合格后还应检测其开门后门内0.6m处的洁净度,并应达标。

③有不可关闭的开口与邻室相通的洁净室,还应测定开口处的流速和流向。

④测定高度距地面0.8m,测孔截面平行于气流方向,测点应选在无涡流无回风口的位置。

⑤无压差具体数值要求或有气流流向要求的相邻洁净用房之间,仅用丝线(或发烟)观察流向。

⑥微压差计的具体使用方法参照其说明书。

5)结果判定

①相互连通的不同洁净度级别的洁净用房之间,洁净度高的用房应对洁净度低的用房保持相对正压。最小静压差大于或等于5Pa,最大静压差应小于20Pa,不应因压差而产生哨音或影响开门。

②相互连通的相同洁净度级别的洁净用房之间,宜有适当压差,保持要求的气流方向。

③严重污染的房间对相通的相邻房间应保持负压,最小静压差应大于等于5Pa。用于控制空气感染的手术室应是负压手术室,负压手术室对其吊顶上的技术夹层应保持略低于"0"的负压差。

④洁净区对与其相通的非洁净区应保持正压,最小静压差应大于等于5Pa。

(4)空气洁净度级别

1)检测意义:洁净手术部根据其不同功能分为5、6、7、8、8.5共五个等级的洁净度级别。

洁净度5级要求环境空气中大于等于0.5μm的微粒数大于350粒/立方米(0.35粒/升)到小于等于3500粒/立方米(3.5粒/升);大于等于5μm的微粒数为0粒/L的空气洁净程度。相当于原100级。

洁净度6级要求环境空气中大于等于0.5μm的微粒数大于3500粒/立方米(3.5粒/升)到小于等于35 200粒/立方米(35.2粒/升);大于等于5μm的微粒数小于等于293粒/升(0.3粒/升)的空气洁净程度。相当于原

1000 级。

洁净度 7 级要求环境空气中大于等于 0.5μm 的微粒数大于 35 200 粒 / 立方米（35.2 粒 / 升）到小于等于 352 000 粒 / 立方米（352 粒 / 升）；大于等于 5μm 的微粒数大于 293 粒 / 升（0.3 粒 / 升）到小于等于 2930 粒 / 升（3 粒 / 升）的空气洁净程度。相当于原 10 000 级。

洁净度 8 级要求环境空气中大于等于 0.5μm 的微粒数大于 352 000 粒 / 立方米（352 粒 / 升）到小于等于 3 520 000 粒 / 立方米（3520 粒 / 升）；大于等于 5μm 的微粒数大于 2930 粒 / 升（3 粒 / 升）到小于等于 29 300 粒 /L（29 粒 / 升）的空气洁净程度。相当于原 100 000 级。

空气洁净度等级的日常检测周期为：1~5 级 6 个月，6~9 级 12 个月。

2）检测依据

《医院洁净手术部建筑技术规范》GB 50333

《洁净室施工及验收规范》GB 50591

3）检测原理：激光离子计数器法。粒径分辨率应小于等于 10%，粒径设定值的浓度运行误差应为 ±20%，并应按所测粒径进行标定。

4）操作要点

①检测时间：洁净手术室和洁净辅助用房洁净级别的检测，应在系统至少已运行 30 分钟，并确认风速、换气次数、检漏和静压差的检测无明显问题之后进行。

②室内检测人员应控制在最低数量，不宜超过 2 人，面积超过 100m² 又需快速完成测定任务时，可适当增加人数。人员必须穿洁净服，应位于测点下风侧并远离测点，动作要轻，保持静止。

③当送风口集中布置时，应对手术区和周边区分别检测，测点数和位置应符合表 2-5-2 的规定，测点数不少于 3 点；当附近有显著障碍物时，可适当避开；应避开送风口正下方。

表 2-5-2　静压差测点位置表

区域	最少测点数	
Ⅰ级洁净手术室手术区和洁净辅助用房局部 100 级区	5 点	
Ⅰ级周边区	8 点，每边内 2 点	

续表

区域	最少测点数	
Ⅱ～Ⅲ级洁净手术室手术区	3点	
Ⅱ～Ⅲ级周边区	6点,长边内2点,短边内1点	
Ⅳ级洁净手术室及分散布置送风口的洁净室	测点数 = $\sqrt{\text{面积平方米数}}$	

④当送风口分散布置时,应按全室统一布点检测,测点可均布,但不应布置在风口正下方。

⑤每次粒子计数器采样的最小采样量5级区域为8.6L,以下各级区域应为2.8L。

⑥测点布置在距地面0.8m高的平面上,在手术区检测时应无手术台。当手术台已固定时,台面上测点应高出台面0.25m,并应记录在案。

⑦当在5级区域或单向流检测时,采样口应对着气流方向;当在其他级别区域或非单向流检测时,采样口均向上。

⑧打开激光离子计数器,设置采样粒径,将进样口放置于采样点处进行检测,待读数稳定后记录数据,每点采样次数应满足可连续记录下3次稳定的相近数值,3次平均值代表该点数值。

⑨当怀疑现场计算出的检测结果可能超标时,可增加测点数。

5)结果判定:将各检测点的平均值代入以下公式计算大于等于0.5μm与大于等于5μm粒径微粒的平均含尘浓度$\overline{N}$:

$$\overline{N}=\frac{\overline{C_1}+\overline{C_2}+\cdots+\overline{C_n}}{n}$$

式中:n为测点数,$\overline{C}$为某测点3次或3次以上稳定数据的平均值。

根据大于等于0.5μm和大于等于5μm两种粒径的N确定洁净度等级及其是否符合要求。

(5)温度和相对湿度

1)检测依据

《医院洁净手术部建筑技术规范》GB 50333

《洁净室施工及验收规范》GB 50591

2)检测原理:温度的检测可采用玻璃温度计、数字式温湿度计;湿度的检测可采用通风式干湿球温度计、数字式温湿度计、电容式湿度检测仪或露点传感器等。温度检测仪表的最小刻度不宜高于 0.4℃，湿度检测仪表的最小刻度不宜高于 2%。

3）操作要点

①检测条件：无恒温恒湿要求的室内空气温度和相对湿度检测之前，空调净化系统应已至少运行 8 小时；有恒温恒湿要求的室内空气温度和相对湿度检测之前，空调净化系统应已至少运行 12 小时。

②测点为房间中间一点，高度为距地面 0.8m，应在温湿度读数稳定后记录。

③测出室内温湿度之后，应同时测量当天室外温湿度。

4）结果判定：Ⅰ~Ⅳ级洁净手术部用房的空气温度应在 21~25℃，相对湿度应在 30%~60%。

（6）噪声

1）检测依据

《医院洁净手术部建筑技术规范》GB 50333

《洁净室施工及验收规范》GB 50591

2）检测原理：声级计法。宜用带倍频程分析仪的声级计，最小刻度不宜低于 0.2dB（A）

3）操作要点

①检测条件：噪声的检测应在外界干扰较小的晚间进行，以 A 声级为准。测点附近 1m 内不应有反射物。

②不足 15m² 的房间在室中心 1.5m 高处测一点，超过 15m² 的在室中心和四角共测 5 点，距侧墙各 1m，测点朝向各角。洁净手术室测点高度为地上 1.5m，其他房间为地上 1.1m。

③全部噪声测定之后，应关闭净化空调系统测定背景噪声，当背景噪声与室内噪声之差小于 10dB 时，室内噪声应按常规予以修正。

4）结果判定：Ⅰ级洁净手术室和需要无菌操作的特殊用房噪声应≤51dB（A）；Ⅱ~Ⅳ级洁净手术室噪声应≤49dB（A）。

（7）最低照度

1）检测依据

《医院洁净手术部建筑技术规范》GB 50333

《洁净室施工及验收规范》GB 50591

2）检测原理：室内照度的检测应为测定除局部照明之外的一般照明的照度。可采用便携式照度计，最小刻度不应大于 2lx。

3）操作要点：室内照度必须在室温趋于稳定之后进行，并且荧光灯已有 100 小时以上的使用期，检测前已点燃 15 分钟以上，白炽灯已有 10 小时以上使用期,检测前已点燃 15 分钟以上。

测点距地面高 0.8m,按 1~2m 间距布点,30m² 内的房间测点距墙面 0.5m,超过 30m² 的房间,测点距墙面 1m。

结果判定:Ⅰ~Ⅳ级洁净手术室最低照度应≥350lx,手术前室和恢复室≥200lx,其他洁净用房最低照度≥150lx。

7. 生物安全柜 生物安全柜分为三级:Ⅰ级生物安全柜、Ⅱ级生物安全柜和Ⅲ级生物安全柜。根据 YY 0569—2011,只对Ⅱ级生物安全柜的性能做出规定和验证要求。Ⅱ级生物安全柜有前窗操作口,向安全柜内流入的气流用于人员保护,经高效过滤器过滤的下降气流用于产品保护,安全柜内气流经高效过滤器过滤后排出用于环境保护。安全柜按排放气流占系统总流量的比例及内部设计结构分为 A1、A2、B1、B2 共四种类型。

根据Ⅱ级生物安全柜的性能指标要求和现场快速检测的可实现性,目前卫生监督对Ⅱ级生物安全柜的现场检测验证指标主要包括:柜体泄漏测试、噪声、照度、振动、下降气流流速、流入气流流速和紫外灯(如果有)。本篇仅介绍柜体泄漏测试、下降气流流速、流入气流流速和紫外灯的验证方法。

检测依据:《Ⅱ级生物安全柜》YY 0569—2011

(1)柜体泄漏测试

1)检测意义

用于测试安全柜柜体的防泄漏性能。

2)检测依据:《Ⅱ级生物安全柜》YY 0569—2011

3)检测原理

①压力衰减法:压力计,最小量程为 0~600Pa,精确度 ±5Pa;

②肥皂泡法:肥皂溶液,由 25g/L 的软肥皂的微温蒸馏水溶液组成。

4)操作要点

①压力衰减法的步骤

a. 封好安全柜的前窗和排气孔,使安全柜成为一密封系统。

b. 必要时,移开装饰嵌板和通道上的其他障碍物,将要测试的压力通风系统露出来。

c. 在测试区连接压力计或压力传感器系统以显示内压。

d. 给安全柜增压到 500Pa,封闭加压空气,30 分钟后测定压力。允许运行—压力衰减值为初始压力下降 10%。

②肥皂泡法的步骤

a. 封好安全柜的前窗和排气孔,使安全柜成为一密封系统。

b. 必要时,移开装饰嵌板和通道上的其他障碍物,将要测试的压力通风系统露出来。

c. 在测试区连接压力计以显示内压。

d. 对安全柜用空气增压,使其压力持续实测值为500Pa±50Pa。

e. 沿安全柜压力通风系统的所有焊缝、衬垫、套接处和封口处的外表面喷或涂刷检漏肥皂溶液,小的泄漏会出现气泡,如果从空中吹出检测液体而形成泡,则可能发生大的泄漏,可通过轻微的气流感觉和声音来发现。

5)结果判定:安全柜加压到500Pa,保持30分钟后气压应不低于450Pa,或保持安全柜内气压在500Pa的条件下,压力通风系统的外表面的所有焊接处、衬垫、穿透处、密封处、密封剂密封处在此压力条件下应无肥皂泡反应。

(2)下降气流流速

1)检测意义:测定安全柜内的下降气流的流速。

2)检测依据:《Ⅱ级生物安全柜》YY 0569—2011

3)检测原理

①风速仪法:热式风速仪,采用热平衡的方式对风速进行测量,即利用加热的金属丝或薄膜在测量时,流失热量的多少与风速的大小的关系实现风速的测量。精度为±0.015m/s或示值的±3%(取较大值),按厂商的用法说明进行校正。当测试点的气压和温度偏离热式风速仪上列出的标准情况时,应按热式风速仪厂商手册中的修正因子进行修正。

②风速仪探针夹具,可准确的定位风速仪探针并且不影响气流模式(如环状夹和钳夹都可以使用)。

4)操作要点

①均匀下降气流安全柜

a. 按下列方式在工作区上方高于前窗操作口上沿100mm的水平面上确定测量点位置,多点测量穿过该平面的下降气流流速(见图2-5-3)。

b. 测量点等距分布,形成的正方形栅格不大于150mm×150mm,测试点最少应有3排,每排最少应有7个测量点;

c. 测试区域边界与安全柜的内壁及前窗操作口的距离应为150mm。

用夹具将风速计探针准确定位在各测量点进行测量。记录所有测量点说明书的测量值并根据测量值计算出平均值。

②非均匀下降气流安全柜:在工作区上方高于前窗操作口上沿100mm的水平面上多点测量穿过该平面各区域的气流流速,各区域由测试机构验证。按照厂商的使用说明的区域界限、在每一区域的测量点数和所用等间距栅格的大小测试。对安全柜运行不重要的可拆卸原件(可选择的部件)应在设置标称值前拆除。用夹具将风速仪探针准确定位在各测量点进行测量。记录所有测试点的测量值并根据测量值计算出各区域的平均值。

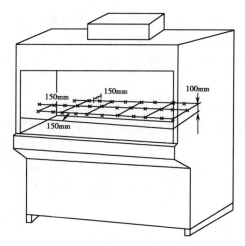

图 2-5-3　下降气流流速测量位置

5）结果判定

①安全柜下降气流平均流速应在 0.25~0.50m/s 之间。

②安全柜的下降气流平均流速应在标称值 ±0.015m/s 之间。对后续生产的安全柜,若符合 YY 0569—2011 规定的人员、产品和交叉污染保护要求而保持安全柜的原型号和尺寸,下降气流流速应在下降气流标称值 ±0.25m/s 之间。均匀下降气流的安全柜,各测量点实测值与平均流速相差应不超过 ±20% 或 ±0.08m/s（取较大值）。

③非均匀下降气流安全柜。厂家应明确各均匀下降气流区的范围和气流流速。各区域实测的下降气流平均流速值应在其区域下降气流标称值 ±0.015m/s 之间,各测点实测值与其区域的平均流速相差应不超过 ±20% 或 ±0.08m/s（取较大值）。

（3）流入气流流速

1）检测意义:用风量计法直接读取前窗操作口流入气流流量,计算平均流入气流流速,确认安全柜在标称值风速运行。流入气流流速测定后,再用生产厂商推荐的计算或测定流入气流流速的替代方法测量。B 型安全柜需记录距安全柜外排出风口直径 2 倍处静压力。

2）检测依据:《Ⅱ级生物安全柜》YY 0569—2011

3）检测原理

①风量计法,由带有传感元件的捕获罩组成,测量气体的流量,精确度为实测值的 ±3% ±0.003m³/s。

②风速仪法:热式风速仪,采用热平衡的方式对风速进行测量的,即利用加热的金属丝或薄膜在测量时,流失热量的多少与风速的大小的关系实现风

速的测量。精确度为 ±0.015m/s 或示值的 ±3%（取较大值）。

③风速仪探针夹具，可将风速仪探针精确定位在测量点并且不影响气流模式（如环状夹和钳夹都可以使用）。

4）操作要点

①风量计法：用风量计测量流入气流的步骤为：

a. 用密封条带将风量计的风罩密封在安全柜的前窗操作口中心，罩两边留的开口区域也要密封。

b. 运行安全柜，至少读取风量计 5 次，得到相应的气体流量测量值，计算平均值，得到流入气流的平均流量。应注意，不要影响气流通过风量计入口。

c. 流入气流的平均流量（m³/s）除以前窗操作口面积（m²），得到流入气流平均流速（m/s）。

d. 流入气流的平均流量（m³/s）除以工作台面宽度（m）得出工作台面每单米宽度的流量（m³/s）。

e. 测试报告应包括各次的实测流量、计算的平均流量、前窗操作口尺寸和面积、平均流速、工作台面宽度、每米宽工作台面的流入量、B 型安全柜需记录距安全柜外排出风口直径 2 倍处静压力和所使用的测量方法。

②风速仪法：包括测量 A1、A2 型安全柜的排气气流流速确定流入气流流速、限制前窗操作窗口开启高度测量流入气流流速、测量前窗操作口流入气流流速确定平均流速、B2 型安全柜流入气流流速测量。应按照 YY 5069—2011 的规定进行测量。

5）结果判定：安全柜的流入气流平均流速应在流入气流标称值 ±0.015m/s 之间。对后续生产的安全柜，若符合 YY 0569—2011 规定的人员、产品和交叉污染保护要求而保持安全柜的原型号和尺寸，流入气流流速应在下降气流标称值 ±0.25m/s 之间。

Ⅱ级 A1 型安全柜流入气流平均流速应不低于 0.40m/s，前窗操作口流入气流工作区每米宽度的流量应不低于 0.07m³/s。

Ⅱ级 A2、B1 和 B2 型安全柜流入气流平均流速应不低于 0.50m/s，工作区每米宽度的流量应不低于 0.1m³/s。

（4）紫外灯

1）检测意义：生物安全柜内不建议安装紫外灯。若安装应固定在柜体内，并安装连锁装置保证前窗完全关闭后紫外灯方可运行。安全柜正面固定标签清晰显示：危险——当紫外灯运行时注意保护眼睛。

2）检测依据

《Ⅱ级生物安全柜》YY 0569—2011

《紫外线杀菌灯》GB 19258—2012

《医院消毒卫生标准》GB 15982—2012

《紫外线空气消毒器安全与卫生标准》GB 28235—2011

《消毒与灭菌效果的评价方法与标准》GB 15981—1995

《医疗机构消毒技术规范》WS/T 367—2012

3）检测原理：紫外照度计法，国标方法，出自 GB 19258—2012。紫外线辐射照度计是测量紫外线照度的基本仪器，适用于紫外线杀菌、理疗、荧光分析、紫外光刻、水处理、育种等领域的紫外辐射照度测量。通过紫外线照射到辐照仪的探头，探头内的硅光电池将光能转化为电信号，在仪器上显示读数，一般显示单位直接为 $\mu W/cm^2$。

4）操作要点：在工作台面上，沿工作台面两内侧壁中心连线设置照度测量点，测量点之间的距离不超过 300mm，距侧壁最小距离为 150mm（见图 2-5-4）。

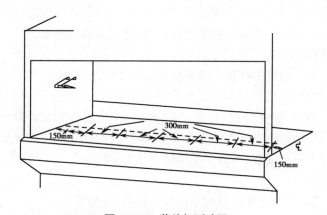

图 2-5-4　紫外灯测试图

打开安全柜的紫外灯，从一侧起依次在测量点进行安全柜的辐射强度测量。

5）结果判定：安全柜安装紫外灯，波长 254nm 紫外线辐射在工作区内表面，每个测量点的辐射强度不低于 $400mW/m^2$。

第六节　消毒产品净化车间生产环境

一、概述

主要适用于隐形眼镜护理液、皮肤黏膜消毒剂、皮肤黏膜抗（抑）菌制剂等有特殊卫生要求的消毒产品，其生产、分装，均须在相应等级洁净度的净化车间进行。通过对生产环境中的紫外线辐射强度、温度、相对湿度等指标的检测,及时消除消毒产品卫生质量安全隐患。

适用标准:

注:下列文件对于本章节的应用是必不可少的,其最新版本(包括所有的修改单)均适用于本章节,请在使用前做好查新工作。

《消毒与灭菌效果的评价方法与标准》GB l5981—1995

《洁净室施工及验收规范》GB 50591—2010

《医药工业洁净室(区)悬浮粒子的测试方法》GB/T 16292—1996

二、检测参数

1. 紫外线辐射强度

(1)检测意义:紫外线照射消毒是消毒产品生产企业生产坏境空气消毒最普遍使用的方法之一,但紫外线杀菌灯具由于制造、使用方法和使用寿命等原因,造成紫外线消毒达不到规定的效果。为了确保紫外线发挥出最好的杀菌效果,应定期对紫外线辐射强度进行检测,确保其消毒效果。

(2)检测依据

《消毒与灭菌效果的评价方法与标准》GB 15981—1995

(3)检测原理:紫外线辐射照度计是测量紫外线照度的基本仪器,适用于紫外线杀菌、理疗、荧光分析、紫外光刻、水处理、育种等领域的紫外辐射照度测量。通过紫外线照射到辐照仪的探头,探头内的硅光电池将光能转化为电信号,在仪器上显示读数,一般显示单位直接为 $\mu W/cm^2$。

(4)操作要点

1)操作前,在测量紫外线时杀菌灯应预热 10 分钟。

2)操作时,将接收器置于已预热 10 分钟的被测紫外线灯中心点垂直下方 1 米处(用尺量得),受照后读数稳定即可直接读取紫外线强度数值。

3)测量完毕后,旋上接收器盖,回复强度选择开关,关闭电源开关(至 off 处)。然后拆下干电池,将接收器放回仪器中,盖上后盖板。

4)仪器不用时应放于阴凉、干燥处。

(5)结果判定:在电压220V时,室温为20~25℃的使用情况下,检测紫外线灯的辐射强度(253.7nm,垂直 1m 处),普通 30W 直管型紫外线灯 $\geqslant 70\mu W/cm^2$,高强度紫外线灯 $\geqslant 200\mu W/cm^2$。

2. 净化车间洁净室　洁净室是指空气悬浮粒子浓度受控的房间。它的建造和使用应减少室内诱入、产生及滞留粒子。洁净度以单位体积空气某粒径粒子即悬浮粒子的数量来区分洁净程度。悬浮粒子用于空气洁净度分级的空气中悬浮粒子尺寸范围在 0.1~5μm 的固体和液体粒子,其不同粒径的悬浮粒子数是区分洁净度等级的关键参数。洁净室内其他有关参数如温度、湿度、压力等也应按要求进行控制,如静压差是洁净室洁净度的主要辅助指标,不仅对洁净室提供气压保护,也在一定程度上反映送气、排气量。温度、湿度、风速等指标不仅影响洁净室的控制,影响产品卫生质量,也影响人体的舒适感。因此,洁净室的温度、相对湿度、进风口风速、室内外压差、空气中尘埃粒子数等指标应全面达标,符合相应标准规范的要求。

（1）温度、相对湿度

1）检测意义:洁净室温、湿度参数的选择可从产品工艺要求,环境控制、人员舒适度、能源消耗等多方面考虑,其控制非常关键。

2）检测依据:《洁净室施工及验收规范》GB 50591

3）检测原理:温度的检测可采用玻璃温度计、数字式温湿度计;湿度的检测可采用通风式干湿球温度计、数字式温湿度计、电容式湿度检测仪或露点传感器等。温度检测仪表的最小刻度不宜高于 0.4℃,湿度检测仪表的最小刻度不宜高于 2%。

4）操作要点

检测条件:室内空气温度和相对湿度测定之前,空调净化系统应已至少运行 8 小时。

①测点为房间中间一点,高度为距地面 0.8m,应在温湿度读数稳定后记录。

②测出室内温湿度之后,应同时测量当天室外温湿度。

③结果判定:10 万级、30 万级洁净度净化车间,生产过程中室内环境应达到:温度 18~28℃,相对湿度 45%~65%。

（2）进风口风速

1）检测意义:进风口风速反映洁净室空气调节系统的性能,是维护良好洁净度的保障。

2）检测依据:《洁净室施工及验收规范》GB 50591

3）检测原理:风速测量采用风速计法。最小刻度或读数不应大于 0.02m/s,一般可用热球式风速仪。

4）操作要点

①测量时间:送风稳定后。

②测点范围:可用轻质板材或膜材做成与风口内截面相同或接近、长度大于 2 倍风口边长的直管段作为辅助风管,连接于过滤器风口外部,在套管出口平面上,均匀划分小方格,方格边长不大于 200mm,在方格中心设测点。对于小风口,最少侧点数不少于 6 点。

③风速计的操作按设备说明书进行。

5）结果判定:10 万级、30 万级洁净度净化车间,生产过程中室内环境应达到:进风口风速≥0.25米/秒。

（3）室内外压差

1）检测意义:洁净室与周围的空气必须维持一定的压差,其作用是为了防止室内外气流间的污染。

2）检测依据:《洁净室施工及验收规范》GB 50591

3）检测原理:微压差压计法,仪表灵敏度小于0.1Pa。

4）操作要点

①在洁净室所有房间的门都关闭时条件下,有排风时,应在最大排风量条件下进行,并宜从平面上最里面的房间依次向外测定相邻相通房间的压差,直至测出洁净区与非洁净区、室外环境之间的压差。

②有不可关闭的开口与邻室相通的洁净室,还应测定开口处的流速和流向。

③微压差计的具体使用方法参照其说明书。

5）结果判定:10万级、30万级洁净度净化车间,生产过程中室内环境应达到:室内外压差≥4.9Pa。

（4）尘埃粒子数

1）检测意义:净化车间各洁净室的空气洁净度应满足生产工艺对生产环境的要求,洁净环境内单位体积空气中含大于或等于某一粒径悬浮粒子的统计数量来区分不同的空气洁净度。

2）检测依据:《医药工业洁净室（区）悬浮粒子的测试方法》GB/T 16292。

3）检测原理:激光粒子计数器法,空气中的悬浮粒子在激光束的照射下产生衍射现象,衍射光的强度与悬浮粒子的体积成正比。粒径分辨率应小于等于10%,粒径设定值的浓度运行误差应为±20%。

4）操作要点

①检测时间:洁净手术室和洁净辅助用房洁净级别的检测,应在系统至少已运行30分钟,并确认风速、换气次数、检漏和静压差的检测无明显问题之后进行。在动态测试时,须记录生产开始的时间以及测试时间。

②最少采样点数目:最少采样点数可在以下两种方法中任选一种:

i.
$$N_L = \sqrt{A}$$

式中:

N_L——最少采样点;

A——洁净室或被控洁净区的面积,单位为平方米（m^2）。

ii. 最少采样点数目可从表2-6-1查到。

③采样点的位置应满足以下要求:采样点一般在离地面0.8m高度的水平面上均匀布置。采样点多于5点时,也可以在离地面0.8~1.5m高度的区域内

分层布置,但每层不少于 5 点。采样点布置宜力求均匀,避免采样点在局部区域过于稀疏。下列多点采样的采样点布置图示可做参考。

表 2-6-1　最少采样点数目

面积(m²)	洁净级别	
	100 000	300 000
<10	2	2
10(含)~20	2	2
20(含)~40	2	2
40(含)~100	4	2
100(含)~200	3	2
200(含)~400	6	4

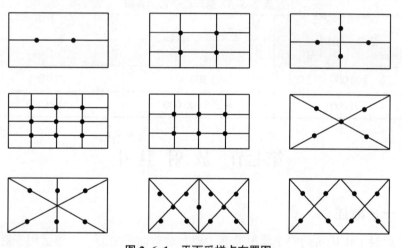

图 2-6-1　平面采样点布置图

④采样次数的限定:对任何小洁净室(区)或局部空气净化区域,采样点的数目不得少于 2 个,总采样次数不得少于 5 次。每个采样点的采样次数可以多于 1 次,且不同采样点的采样次数可以不同。

⑤采样量:不同洁净度级别每次最小的采样量见表 2-6-2。

表 2-6-2　最小采样量

洁净级别	采样量(L/次)	
	≥0.5μm	≥5μm
100 000	2.83	8.5
300 000	2.83	8.5

● 注意事项

对于单向流洁净室（区），粒子计数器的采样管口应正对气流方向；对于非单向流洁净室（区），粒子计数器的采样管口宜向上。布置采样点时，应尽量避开回风口。测试人员应在采样口的下风侧，并尽量少活动。采样完毕后，宜对粒子计数器进行自净。应采取一切措施防止采样过程的污染。

5）结果判定：判断悬浮粒子洁净度级别应依据下述两个条件：

每个采样点的平均粒子浓度必须不大于规定规定的级别界限，即 Ai≤级别界限。

全部采样点的悬浮粒子浓度平均值均值的 95% 置信上限必须不大于规定的级别界限，即 UCL≤级别界限。

表 2-6-3　悬浮粒子级别界限

洁净度级别	尘粒数	
	≥0.5μm	≥5μm
100 000	≤3 500 000	≤20 000
300 000	≤105 000 000	≤60 000

第七节　放射卫生

一、概述

放射工作场所的安全状况监测主要是放射防护监测。主要适用于对放射工作场所的竣工验收审查、日常监督检查、专项监督检查以及突发放射卫生事件调查处理过程中涉及的放射工作场所、设备表面辐射剂量水平检测，以及人体表面和放射工作场所、设备表面的放射性污染水平的检测。

由于射线无色无味无感觉，甚至在受到危及生命的极量照射时，受照者在受到照射的过程中也是感觉不到的，所以需要借助快速而灵敏的手段监测辐射危害，以确保工作人员处于满足防护要求的工作环境，同时能及时发现薄弱环节，采取有效措施，防止或及时发现超剂量照射事件的发生。

放射诊疗工作场所监测最常遇到的监测源项是 X 射线、γ 射线、β 射线、中子和放射性 α/β 表面污染。

放射诊疗工作场所的放射防护监测，在通常工作状态下，一般选用标准规定或临床常用条件，验收或其他特殊情况下，选用最大工作条件进行测量。

1）工作场所放射防护监测采样/布点原则：检测时，应在巡测的基础上，对关注点的局部屏蔽、缝隙处和污染概率较高的区域进行重点检测。

巡测时应注意控制监测用仪表距屏蔽体、被测物体表面的距离以及仪表的移动速度。当发现剂量率较高位点时，应进行定点监测；定点监测时，应至少读取 3 个监测数据，点位选取应具有代表性。

2）外照射监测关注点：对医用诊断 X 射线和放射治疗工作场所应包括四面墙体、地板、顶棚、机房的门、观察窗、传片箱、采光窗/窗体、管线洞口等；10MeV 以上加速器机房应进行中子泄漏水平监测。对核医学场所除应包括的机房外上述位置，还应包括放射性药物生产/制备位置、注射位置、用药后候诊和留观位置等。

3）表面污染监测关注点：包括注射和分装台面、地面、工作人员手和暴露皮肤、工作服等。

引用标准：

注：下列文件对于本章节的应用是必不可少的，其最新版本（包括所有的修改单）均适用于本章节，请在使用前做好查新工作。

诊断 X 射线与介入放射治疗工作场所

《医用 X 射线诊断放射防护要求》GB 130—2013

《X 射线计算机断层摄影放射卫生防护标准》GBZ 165—2012

《车载式医用 X 射线诊断系统的放射防护要求》GBZ 264—2015

放射治疗工作场所

《后装 γ 源近距离治疗放射防护要求》GBZ 121—2017

《电子加速器放射治疗放射防护要求》GBZ 126—2011

《医用 X 射线治疗放射防护要求》GBZ 131—2017

《医用 γ 射束远距治疗防护与安全标准》GBZ/T 161—2004

《X、γ 射线头部立体定向外科治疗放射卫生防护标准》GBZ 168—2005

《放射治疗机房的辐射屏蔽规范　第 1 部分一般原则》GBZT 201.1—2007

《放射治疗机房的辐射屏蔽规范　第 2 部分：电子直线加速器放射治疗机房》GBZT 201.2—2011

《表面污染测定　第 1 部分　β 发射体（Eβmax 0.15MeV）和 α 发射体》GBT 14056.1—2008

核医学工作场所

《临床核医学卫生防护标准》GBZ 120—2006

《医用 X 射线诊断放射防护要求》GB 130—2013

《X射线计算机断层摄影放射卫生防护标准》GBZ 165—2012

《放射性核素敷贴治疗卫生防护标准》GBZ 134—2002

《粒子源永久性植入治疗的放射防护要求》GBZ 178—2017

《电离辐射防护与辐射源安全基本标准》GB 18871—2002

二、检测参数

1. 工作场所外照射放射防护监测

（1）对机房四面墙体：通常选取距墙体表面30cm，距地130cm进行监测，一般每个监测位点的距离在1~2m范围内。

（2）对机房楼上和楼下监测：对楼上监测，通常选取距地面100cm高度进行监测；对楼下监测，通常选取距顶棚170cm高度进行监测；一般每个监测位点的距离在1~2m范围内。对于加速器机房，还应关注天空散射；测量时，应在地面距墙体大约5~10m（大约墙体高度的1~2倍）范围内进行监测。

（3）对机房门和观察窗监测：应对门缝、门框和窗缝、窗框及门体、窗体表面进行重点监测，监测点间距一般应控制在50~100cm。

（4）对近放射源操作位置监测：通常选取距顶表面10~30cm位置进行监测。

（5）操作要点：应根据被检设备的能量选择适宜的监测设备。当对医用诊断X射线摄影机房监测时，应关注所用设备建立读数时间；监测时，应尽量选用较长时间曝光，当曝光时间不能满足仪器建立读数时间时，应进行时间响应修正。

（6）医用诊断X射线摄影机房防护检测举例：

1）常用条件和工作量确认：现场确认年摄影张数和常用曝光条件；若使用自动曝光功能，以放置标准水模和铜板后的自动曝光条件为常用条件。

2）检测条件选择：为减少由于时间响应系数过大带来的误差，应根据仪器的响应时间和摄影常用条件尽可能设置较长的出束时间，原则上不小于0.3s。

3）时间响应修正：时间响应修正系数（k）值可通过下式计算得出：

$$k=1-e^{-t/RC}=1/\left(1-e^{-2.197t/\tau}\right)$$

k——剂量率时间响应修正系数；

τ——读数响应时间；

t——剂量率测量时出束时间。

为了便于各级人员的使用，通过上述公式推导出下表，便于大家使用。

剂量率时间响应修正系数，k

t/τ	时间响应修正系数，k	t/τ	时间响应修正系数，k
3	1.001	0.15	3.562
2	1.013	0.1	5.070
1	1.125	0.09	5.574
0.9	1.161	0.08	6.204
0.8	1.208	0.07	7.015
0.7	1.274	0.06	8.097
0.6	1.365	0.05	9.612
0.5	1.500	0.04	11.886
0.4	1.710	0.03	15.678
0.3	2.072	0.02	23.262
0.2	2.812	0.01	46.018

4）时间响应修正举例

医疗机构所用 X 射线机常用曝光条件为 120kV、10mAs，设有有自动控制功能；

检测机构所用检测设备在 0μSv/h~50μSv/h 量程内厂家给出的响应时间（τ）为 8s，剂量刻度因子为 1.0，本底 0.1μSv/h。

检测时，设置的曝光条件为 120kV、100mA、0.64s；散射模体为水模和铜板；使用仪器在 X 射线摄影机机房门外某处测得的周围剂量当量率为 4.1μSv/h。

因为防护检测时设置的出束时间 t 为 0.64s，$t/τ=0.64/8=0.08$，查上表得到时间响应修正系数 $k=6.204$。机房外的周围剂量当量率修正计算如下：

$$（4.1μSv/h-0.1μSv/h）× 6.204 × 1.0=24.8μSv/h$$

即摄影机在 120kV、100mA 的出束条件下，机房门外的周围剂量当量率为 24.8μSv/h。

5）年剂量计算举例

（续上例）该医疗机构每年工作量为摄影 10 000 张。

由常用曝光条件和工作量可得年工作负荷为 120kV、100 000mAs；

按 120kV、100mA 的出束条件，则年累积出束时间为 100 000mAs/100mA=1000s，其年剂量为：

$$24.8μSv/h · \frac{1000s}{3600s/h} =6.9μSv。$$

6）注意事项：对于剂量率仪，如果仪器的读数是本底值的 2 倍以上，才能确认还有其他辐射存在,并将测量结果进行时间相应修正。

2. 放射工作场所表面污染水平监测 一般情况下距测量表面 0.5cm 以内测量 α 污染,距测量表面 1.0cm 距离测量 β 污染。测量现场如有 γ 辐射影响,首先考虑间接测量,如果现场间接测量不能开展时,可考虑先距测量表面 1.5m 以上位置计数,再在所测表面分别测量 α 和 βγ 计数,后者计数减去前者计数,即分别为所测表面的 α 和 β 污染计数,但这种检测方法仅能作为非常规的粗略判定方法。

α、β 表面污染检测需要注意的是避免检测设备被污染,排除 γ 辐射影响。

3. 数据处理 在实际放射工作场所辐射剂量和放射性污染检测中,检测仪器给出的显示值只是一个数字,也不可能只根据显示值就给出工作场所辐射场的准确的剂量水平和污染水平。应对测量数据进行适当的处理,才能获得最终正确的辐射剂量测量结果。

(1)检测仪器显示值的处理:目前国内外使用的 X/γ 巡测仪,X/γ 剂量(率)仪、中子周围剂量当量(率)仪等仪器,一般显示值可显示两位小数数位,单位为 μSv/h,但有的仪器可以显示三位小数数位,单位为 μSv/h,或显示整数,单位为 nSv/h。

对于显示两位小数数位的仪器,百分位数值是可疑值,即不是一个确定的值,在数据处理后,检测结果可以保留到百分位。

对于显示三位小数数位的仪器,千分位数值是可疑值,即不是一个确定的值,在数据处理后,检测结果应保留到百分位。如显示值是以 nSv/h 单位显示的整数值,则在数据处理后,应将 nSv/h 单位显示值转换为以 μSv/h 为单位的值。其关系式为:$1\mu Sv=10^3 nSv$。

(2)测量结果的处理

1)测量关注点测量不少于 3 个读数值,按下式计算其平均值:

$$\overline{X}=\frac{1}{N}\sum_{i=1}^{N}X_i$$

式中:$\overline{X}$ 是平均值;N 是测量数据的个数;X_i 是第 i 个仪器读数值。
标准偏差 σ_X 按下式计算:

$$\sigma_X=\sqrt{\frac{1}{N-1}\sum_{i=1}^{N}(X_i-\overline{X})^2}$$

2)平均值乘以校准因子即为该测量关注点的周围剂量当量率值,即:

$$\dot{H}^*=(\overline{X}-X_0)\times C_f$$

式中:$\dot{H}^*$ 是测量关注点的周围剂量当量率,μSv/h;

X_0 是仪器本底读数值, μSv/h;

C_f 是校准因子。

3）对于 ≥10MV 的医用加速器, 应检测中子辐射剂量当量率, 所测位置的总辐射剂量当量率为中子辐射剂量率与 X 射线辐射剂量率之和。

4）数据修约规则: 需保留位数的后位数为 4 以下时舍弃; 需保留位数的后位数为 6 以上时进一; 需保留位数的后位数为 5, 且 5 后为 0 时, 5 前为奇数则进 1, 5 前为偶数则舍去。

（3）仪器可探测下限（MDL）的确定: 仪器可探测下限是指仪器能探测到的辐射剂量或 α、β 污染水平的最小限值。仪器操作手册或技术说明书如果规定的, 按其规定值, 如没有规定, 可按下列方法进行确定。

1）便携式剂量监测仪器的 MDL 确定: 这里仅介绍一种简便易行方法 – 仪器本底计数标准偏差的 3 倍计算确定不确定度。实验室放射性检测仪器的 MDL 通常采用这种方法。可以借鉴用于确定便携式剂量监测仪器的 MDL。其方法如下:

在距地面 1m 的条件下, 测量环境辐射本底水平, 取较大样本量（如不少于 50 个数据）, 计算其测量结果或标准偏差。例如: 测量结果的标准偏差为 5nSv/h, 则该仪器的 MDL 为: $3 \times 5nSv/h=15nSv/h=0.015\mu Sv/h \approx 0.02\mu Sv/h$。

即: 如测量结果（扣除本底）大于 0.02μSv/h, 则认为探测到辐射, 应予记录, 若测量结果（扣除本底）小于 0.02μSv/h, 则结果应按"小于可探测下限（或 <MDL）表示。

2）α、β 表面污染测量仪器的 MDL 确定: 可探测限可按照下式计算:

$$MDL(Bq) = \frac{k}{\varepsilon}\sqrt{\frac{n_0}{t}}$$

式中: k 为包含因子, 此式中取 1; ε 为仪器探测效率; n_0 为仪器本底计数率, cps; t 为测量时间, s。

示例 1: 已知仪器测量镅 –241（^{241}Am）的 α 粒子探测效率为 22%, 本底计数率为 0.2cps, 测量时间 30s, 试计算仪器检测 ^{241}Am 的 α 粒子的 MDL。

计算: $MDL_\alpha(Bq/cm^2) = \frac{1}{0.22}\sqrt{\frac{0.2}{30}} = 0.37Bq/cm^2$

已知仪器检测 ^{241}Am 的 α 粒子的 MDL, 则根据仪器检定给出的表面活度响应即可计算出探测下限应对应的仪器计数率是多少 cps。可按照下式计算:

$$MDL(Bq/cm^2) = \frac{N_i}{R_i}$$

经变换后, 则有: $N_i=MDL(Bq/cm^2) \times R_i$

式中: N_i 为对应对 α 粒子或 β 粒子的可探测下限（cps）; R_i 为仪器对 α 粒

子或 β 粒子的表面活度响应, $s^{-1} \cdot Bq^{-1} \cdot cm^2$。

示例 2：已知：α、β 表面污染测量仪对 α 粒子的表面活度响应为： $R_\alpha=35.82$ ($s^{-1} \cdot Bq^{-1} \cdot cm^2$)，MDL_α 为 0.37Bq/cm^2，对 β 粒子的表面活度响应为： $R_\beta=77.67$ ($s^{-1} \cdot Bq^{-1} \cdot cm^2$)，MDL_β 为 2.12Bq/cm^2，试计算其对应的最小可探测计数率是多少 cps。

根据上式计算 N_α：

$$N_\alpha=35.82 \times 0.37=13.25cps$$

同理可计算 N_β：

$$N_\beta=77.67 \times 2.12=164.66cps$$

若想降低 MDL，则应延长测量时间。其他型号的 α、β 表面污染测量仪的 MDL 也可参照该方法确定。

第三章

现场快速检测质量控制要求

第一节 人员管理

一、概述

卫生监督机构开展现场快速检测工作首先应具备相应技术能力和一定资质的人员从事与工作类型相适应的检测工作,机构负责人应确保人员的数量和技术能力能够满足日常监督检查工作的要求。

现场快速检测人员通常由管理人员、检测人员和辅助人员组成。

1. 管理人员包括机构负责人、质量负责人和技术负责人。主要负责现场快速检测质量管理等工作。

2. 检测人员主要承担现场快速检测执行工作,负责解决工作中遇到的技术难题,并且协助质量负责人解决工作中的有关问题,参与现场快速检测方法或程序的制定与验证工作。

3. 辅助人员协助现场快速检测人员开展工作,包括参与检测样品登记与编号;仪器维护与保养;废弃物处理;参与消耗材料的申购、验收和管理工作;按照规定程序进行现场快速检测准备工作等。

二、质量控制方法及措施

(一)人员培训

1. 卫生监督员虽然具有了相关的专业知识,但从事现场快速检测工作还必须接受相应的管理或技术方面的培训,提高自身的综合能力,符合岗位要求。因此,人员培训成为保证卫生监督机构检测能力的重要环节。只有通过定期地、有针对性地对现场快速检测人员进行教育与培训,才能保证其具备工作岗位所需的专业知识、能力与经验,满足卫生监督机构当前和预期检测任务的需求。从事检测的人员必须持证上岗。

2. 培训内容　机构负责人应保证所有人员接受胜任工作所需的设备操

作、检测技能等方面的培训,并有针对所有级别检测人员的继续教育计划。培训的内容分为技术培训和管理培训。

（1）技术培训:主要是现场快速检测技术方面的培训,如理化、微生物检测技能、仪器设备操作维护、样品采集与制备、不确定度评估等。

（2）管理培训:包括《实验室资质认定评审准则》及其在物理、化学、微生物检测领域的应用说明,组织人员参加相关管理体系审核技术培训、学习现场快速检测质量管理体系文件及规章制度等。

3. 培训方式　培训方式分为内部培训和外部培训。

（1）内部培训是卫生监督机构内部组织的培训（如各种检测技术培训、管理体系文件的培训等）,内部技术培训的考核可采用盲样检测、比对实验、观察实际操作等方式;内部管理知识和体系培训的考核可以采用书面考核、培训老师对接受培训人员进行评价等方式。

（2）外部培训可以是卫生监督机构有关人员到相关机构、仪器厂商、学术团体参加检测技术或管理知识的培训,也可以是这些机构派人员来实验室进行相关培训。培训结束后,必须通过适当的方式进行结果评价,这些方式包括获得资格证书或培训鉴定证书、测试考核、观察检测操作、培训小结评价等。

（二）能力评估

1. 岗位能力评估

（1）在影响现场快速检测工作质量的诸多因素中,人是最重要的因素。为此必须从系统的角度来加以策划和设计,应根据当前和预期要开展的检测、校准、抽样任务以及质量管理体系的要求来识别和确定人力资源的需求。在进行组织结构及岗位、部门的设计时,必须保证有足够数量的人和足够资格的人。岗位部门设计好后要确定岗位职责,它应覆盖所有要求的职能,因此,必须认真仔细地确定每一岗位的任职资格条件并将其文件化。

（2）卫生监督机构应对现场快速检测人员进行监督,可通过参加内部质量控制、能力验证或使用标准物质等方法客观评估检测人员的能力,必要时,实验室应对检测人员,尤其是关键岗位的检测人员进行再培训并重新评估。

2. 培训效果评估

（1）技术培训由技术负责人作出评估,管理知识与管理体系的培训效果由质量负责人进行评估。

（2）内部岗前培训合格者由机构负责人授权从事检测工作,不合格者继续接受培训。关键工作岗位人员,在培训合格后的基础上,机构负责人还需结合接受培训人员的实际经验与操作技能,授权上岗。

（3）外部的培训如果没有取得资格证书或鉴定证书,那么技术负责人和质量负责人将对接受培训的人员进行考核;对于没有培训证明的技术交流与研讨会等,参加人员应当提交书面总结报告以供审核。

（4）每年的培训计划完成后,技术负责人和质量负责人要根据计划完成情况进行总结,对检测人员的能力进行科学评估,提出下一步的培训及工作建议。

第二节 仪器设备与标准物质

一、概述

仪器设备是实现检测的技术手段,它的正确选择与装备、使用与维护,不仅直接影响到运行成本,而且直接关系到检测数据的质量,关系到检测数据的互认。仪器设备管理就是利用有效措施,做好仪器设备的管理、维护和保养。贯彻以预防为主、维护保养和合理使用并重的方针,充分发挥其投资效能,实现仪器设备管理的科学化,促进检测工作的发展。

标准物质是具有一种或多种足够均匀和稳定的特定特性用以校准测量装置,评价测量方式或给材料赋值的一种材料或物质。对于附有证书的、经过溯源的标准物质,称为"有证标准物质"。有证标准物质是采用计量学上有效的程序对其一种或多种特定特性进行表征的标准物质,该标准物质附有的"证书"是介绍标准物质的技术文件,是向用户提出的质量保证,通常随同标准物质提供给用户。证书中通常有如下基本信息:标准物质名称及编号;研制和生产单位名称、地址;包装形式;制备方法;特性量值及测量方法;标准值的不确定度;均匀性及稳定性说明;储存方法;使用中注意事项及必要的参考文献等。在标准物质证书和标签上均有 CMC 标记。

二、质量控制方法及措施

（一）仪器设备

1. 仪器的选择（技术验证）

（1）技术验证是保证卫生监督机构正确选择、使用现场快速检测技术,降低使用风险,有效证实所引进的仪器设备的性能符合性、有效性及适用性的一种有效措施。卫生监督机构应选用纳入卫生监督现场快速检测技术准用名录的仪器设备。技术使用机构在采购前应对验证结果进行确认,内容包括:①验证申请（或委托验证协议）;②验证方案;③证明验证机构及其技术专家和统计专家在技术验证工作方面经验的履历;④检验数据、结果统计及评价资料;⑤作业指导书;⑥技术验证记录;⑦验证结果报告。

（2）验证主体、验证方法、验证过程均应符合《卫生监督现场快速检测技术验证程序》的要求，仪器或产品的性能符合性验证内容主要包括：稳定性、重现性、灵敏度、检出限等。方法适用性验证内容主要包括：准确度、再现性、特异性、可靠性等。

2. 仪器的验收

（1）仪器设备的验收是仪器设备购置过程的结束，也是设备常规管理的起点。验收是了解仪器设备技术性能、建立原始档案的过程。对于未能通过验收的，应及时退货。通过验收的，在日常使用前还要对设备进行核查或校准。

（2）仪器设备的验收包括以下四个步骤：

1）准备工作：查找并熟悉相应技术标准，制定详细的验收方案（主要包括验收哪些指标、采取什么方式、使用哪些标准物质），选择有技术能力的专业机构或人员进行性能测试。

2）核对凭证：为确保购进的仪器设备与拟采购的仪器设备相符，应就装箱单所述的生产单位、名称、型号、规格、数量等与采购单据进行核对，同时检查其技术资料所描述的性能与所要求的技术指标是否一致。

3）实物点验：数量点验和外观检查：检查设备、附件、配件的数量是否正确，外观是否完好，是否附有出厂合格证和保修单。

4）内在质量检查：重点在于计量性能是否满足要求，功能是否正常。通常由选定的专业机构或人员进行，并出具调试报告或校准证书。对于大型、精密、贵重设备，通常由供方派出技术人员进行安装调试，调试完成后再根据验收方案确认测试结果。

3. 档案的建立和管理

每台在用仪器设备档案具体内容包括：

（1）仪器设备名称、型号、制造厂商、购置价格、购置日期、出厂编号、本单位固定资产管理编号、保管人、放置地点、仪器设备目前状态（在用、停用、报废）。

（2）说明书，若是外文说明书应有使用方法的中文译文。

（3）仪器检定 / 校准情况记录，包括检定 / 校准日期、证书、周期、检定校准单位。

（4）购置仪器的申请、仪器装箱单、仪器验收清单、仪器验收同期及验收记录（仪器设备调试报告）、仪器启用日期。

（5）仪器设备使用记录、维护保养记录、期间核查记录、以及仪器设备损坏、故障、修理记录、存放位置变更记录和仪器设备报废情况记录等。要特别做好仪器设备的使用情况记录，记录本放在仪器设备附近。每次使用时要认真如实记录使用日期、使用时间、使用前后状态、使用人等,并定期将其归档,便于随时了解仪器设备的状态变化,确定其是否正常。

4. 仪器标识

(1)仪器设备的标识管理是检查仪器设备处于受控管理的措施之一,现场快速检测仪器设备应实施标识管理。包括加贴财产标识和状态标识。状态标识分"合格""准用""停用"三种,分别以"绿""黄""红"三种颜色表示。

(2)"绿""黄""红"三种颜色含义分别为:

1)绿色标识(合格证):指仪器设备经计量检定/校准(包括自校准)合格。确认其符合使用要求。

2)黄色标识(准用证):指仪器设备存在部分缺陷,但在限定范围内可以使用(即受限使用的)。包括:多功能检测设备,某些功能丧失,但检测所用功能正常,且经检定/校准合格者;测试设备某一量程准确度不合格,但测试所用量程合格者;降等降级后使用的仪器设备。

3)红色标识(停用证):指仪器设备目前状态不能使用,但经检定/校准或修复后可以使用的,不是不需要的废品杂物。停用包含:仪器设备损坏;仪器设备经检定/校准不合格;仪器设备性能无法确定;仪器设备超过周期未检定/校准;不符合使用要求。

(3)对于那些影响检测工作质量、又不需要检定/校准的装置也需经验证,检查其功能是否正常,使用"三色"标识表明其经验证后的状态。设备状态正常者,贴绿色标识;若设备状态不是很好,但不影响使用的,贴黄色标识;设备状态不正常、无法使用者,贴红色标识。

(4)仪器设备校准状态标识中应包含必要的信息,如检定/校准日期、有效期、检定/校准单位、设备的管理编号、使用(或保管)人等。可以在标签中标注校准给出的修正因子或修正值。

(5)有些与测量数据无直接关系的设备,它们功能是正常的,贴黄色标识就不太合适,一般应贴绿色标识,并加标"非计量"以示区别,有些直接用"功能正常"标记。也可以根据需要自行设计校准状态标识,并在相应文件中详细说明其使用范围和方法。

5. 使用与保管

(1)配备合格的管理人员、使用人员和维修人员:仪器设备的管理、使用和维修人员必须经过专业技术培训,掌握"管好、用好、修好"和"会使用、会保养、会检查、会排除故障"等"三好"、"四会"基本功。对于大型、精密、贵重设备、检测的关键设备以及引进的重要设备,应做出专门规定,指定专职人员维护保养,建立严格的岗位责任制和交接班制度。

（2）按照仪器设备的性能合理安排工作任务和工作负荷：一方面要避免仪器设备超负荷、越性能、越范围工作，人为地缩短仪器设备的使用寿命；另一方面又要尽量提高仪器设备的使用率，管理部门、管理人员要在加强仪器设备保养的同时，考虑其共享和调剂使用。

（3）为仪器设备创造良好的工作环境：仪器设备都要求有一个适宜的工作环境和正常的工作秩序，其放置和总体布局要合理有序，配备相应的防护、保安、防震、防潮、防腐、保暖、通风、降温等装置。对大型、精密、贵重的仪器设备，要尽量设立独立的储存空间。

（4）建立健全仪器设备使用、管理的规章制度：如安全操作规程，设备保养规程，事故处理制度，检查评比及奖惩制度，大型、精密、贵重仪器设备的档案管理制度等，从而使仪器设备的管理工作有据可依。

6. 维护与保养

（1）例行的维护保养：该项工作是日常性的。仪器设备的保管或使用人员要经常实施清洁、防尘、充电措施，按期加以维护保养。

（2）特别维护保养：根据仪器设备的使用情况，在仪器设备运行中，对部分附件进行拆卸、修复、清洗、检查、调整等。这项工作应由有经验的专职人员进行，必要时联系供方派员完成。

（二）标准物质

1. 溯源要求

（1）国外进口的标准物质应提供可溯源到国际计量基准或输出国的计量基准的有效证书或国外公认的权威技术机构出具的合格证书，应对标准物质的浓度、有效期等进行确认。

（2）国内制备的标准物质应有国家计量部门发布的编号，并附有标准物质证书。

（3）当使用参考物质而无法进行量值溯源时，应具有生产厂提供的有效证明。

2. 检查验收要求

（1）购置到的标准物质应进行验收。

（2）选择使用频率高的或有疑虑的标准物质进行品质检查，可用另一标准物质进行比对或采用定性方法予以确证。

（3）在标准物质有效使用期间进行期间核查，验证其特性值稳定、未受污染。如果标准物质期间检查中发现已经分解、产生异构体、浓度降低等特异性变化，应立即停止使用，及时报告保管人，并追溯使用该标准物质产生的测试结果，确定这些结果的准确性。如有疑问，应立即通知相对人，准备重新检测。

3. 管理

（1）标准物质应从合格供应商采购,保证货源可追溯。

（2）标准物质应由专人保管,予以编号、登记,放置规定位置,便于取用,不受污染。作废后及时从台账中注销,始终保持账物相符。

（3）标准物质应根据其性质妥善存放,易受潮的应存放于干燥器中,需避光保存的要用黑纸包裹或贮于棕色容器中,需密封的用石蜡封口后存放于干燥阴凉处,需低温保存的应存放在冷藏室中,需冷冻保存的应存放在冷冻室中,不宜冷藏的应常温保存。对不稳定的标准物质应格外关注其存放条件的变化,防止其性能发生变化。

第三节　量值溯源与期间核查

一、概述

量值溯源是检测结果互认的基础,卫生监督机构应尽量确保相关现场快速检测结果能够溯源到国家基准,其前提条件是检测使用的所有仪器设备的量值能够溯源到国际单位制(SI)。对于可能影响检测结果准确性的仪器设备,应根据仪器设备的工作周期要求,制定检定/校准、验证、确认的总体要求和实施计划,并在这些仪器设备使用前对其进行检定/校准,以保证结果准确性。

虽然检定/校准规程中给出了检定/校准周期,但人们不知道在有效期内测量仪器的技术性能是否能够始终保持。为此,需要对测量仪器进行期间核查,使用简单、实用并具相当可信度的方法,对可能造成不合格的测量仪器的某些参数,在两次相邻的校准时间间隔内进行检查,以维持其校准状态的可信度,确认上次校准时的特性不变。但不是所有的在用仪器设备都要进行期间核查。卫生监督机构应根据仪器设备的特性、使用频率编制"期间核查程序",确定核查清单。正常、不间断使用的仪器也应做期间核查;非经常性使用的仪器设备也应在使用前进行必要的性能符合性检查。

二、质量控制方法及措施

（一）量值溯源

1. 编制计划

（1）仪器设备检定/校准、验证、确认的总体要求,是对仪器设备分类指导的技术文件,对每一类、每一台仪器设备通过何种方式实施溯源做出具体的规定。检定/校准、验证、确认在文件依据、实施内容、结果判定、法律效力等方面存在着不同。不需要检定／校准的仪器设备应进行功能和性能的验证。

（2）制订检测仪器设备量值溯源计划，应列出用于检测的所有设备，包括对检测和采（抽）样结果的准确性或有效性有显著影响的辅助测量设备（例如某些用于测量环境条件的设备）清单，确保这些设备在投入使用前都进行校准。

（3）量值溯源计划应明确区分哪些是可以溯源到国际单位制（SI）的，哪些是溯源到国家规定的标准物质，绘制溯源图或用文字说明。对于不属于前两类，而是按约定方法和协商的标准实施追溯的。

（4）检测仪器设备的量值溯源计划：机构在制定量值溯源计划时应考虑以下方面：

1）送检计划：列出送检设备清单（一般为强制计量器具）、检定机构（应为法定计量检定机构）、检定周期或检定日期等。

2）校准计划：列出校准设备清单、校准机构（一般选择通过国家法定计量检定机构授权的）、校准周期或校准日期等。

3）自校准计划：列出自校准设备清单、自校准方法、校准周期或校准日期等。

4）比对计划：列出无法溯源到国家计量基准的仪器设备、比对验证方式。

2. 服务机构的选择

（1）选择量值溯源服务机构时，应对计量技术机构进行有效的质量评价，只以其是法定计量检定机构的牌子来选择量值溯源服务，不能确保其提供检定／校准服务的质量和有效性。

（2）在选择检定／校准机构时，要关注该机构是否具有所开展项目的能力，一是该项目是否已通过国家认可，或已完成计量建标考核；二是其测量不确定度是否满足被检测／校准测量仪器的准确度要求。可通过严密的测量不确定度分析，按照满足"校准或比较链"规定的要求自主选择溯源校准机构，甚至可以是国家标准和国际基准。

3. 量值溯源实现途径

（1）检定：检定是自上而下的量值传递：将国家计量基准所复现的单位量值，通过检定（或其他传递方式）传递给下一等级计量标准，并依次逐级传递到工作计量器具，以保证计量的对象的量值准确一致，称为量值传递。量值传递是由国家测量基准开始，将其复现的计量单位传递到各等级测量标准，直至工作计量器具的、自上而下的量值统一工作。是通过计量器具的检定、校准和比对等方法来实现的，其目的是确保被测量的量值具有与国家测量标准相联系的特性，即量值传递的证据是计量器具量值准确可靠的"可追溯性"

证据。

（2）校准：校准是自下而上的量值溯源。量值溯源是通过连续的比较链，使测量仪器测得的量值能够与国家测量标准或国际测量标准联系起来。规定条件下，为确定测量仪器或测量系统所指示的量值，或实物量具或标准物质所代表的量值，与对应的由标准所复现的量值之间关系的一组操作称为校准。校准结果既可给出被测量的示值，又可确定示值的修正值。校准也可确定其他计量特性，如影响量的作用。校准是测量仪器的用户的一种自主溯源行为。

（二）期间核查

1. 选择期间核查对象

（1）卫生监督机构应考虑划定哪些测量设备或参考标准需进行期间核查、以及采用的核查方法和频次。

（2）一般对处于下列六种情况的设备或标准进行期间核查

1）使用频繁。

2）使用环境严酷或使用环境发生剧烈变化。

3）使用过程中容易受损、数据易变或对数据存疑的。

4）脱离实验室直接控制后返回的。

5）临近失效期。

6）第一次投入运行的。

2. 期间核查的实施

（1）除确定核查的仪器设备清单外，还需要对进行核查的仪器设备制定相应的"期间核查作业指导书"，规定核查的内容，以便按计划和程序实施核查，对数据进行分析和评价，求得预期目的。期间核查通常选择仪器说明书列出的技术指标，经分析发现仪器设备已经出现较大偏离，可能导致检测结果不可靠时，应按相关规定处理，直到经证实的结果是满意时方可投入使用。

（2）卫生监督机构应针对具体设备或标准的特点，从经济性、实用性、可靠性、可行性等方面综合考虑相应的期间核查方法。期间核查的方法是多样的，基本上以等精度核查的方式进行，常用的有以下几种：

1）使用有证标准物质。

2）对稳定的被测件（例如核查标准）的量值重新测定。

3）与相同准确度等级的另一设备或几个设备的量值进行比较。

4）在资源允许的情况下，可以进行高等级的自校。

5）参加比对或能力验证。

（3）核查后，应对数据进行分析和评价。当发现仪器设备已经出现较大偏离,可能导致检测结果不可靠时,应按相关规定处理,直到经证实的结果是满意时方可投入使用。

第四节 检测方法的选择和应用

一、概述

检测方法是保证检测报告质量评价一致性和结果互认的基础,因此需要对检测方法及其过程加以控制,包括样品采集、预处理或后处理、运输、储存、准备或制备,检测及其数据统计与处理、法定计量单位和结果表述,以及测量不确定度评定等环节,确保所采用的方法适用并满足检测需要。

卫生监督机构使用的检测方法有标准方法和非标准方法。标准方法指由标准化组织发布的方法,包括:国际标准(1SO、IEC 方法等)、区域标准(亚太地区、欧盟方法等)、国家标准(国内的如 GB 或 GB/T、WS 或 WS/T、SN 或 SN/T 等,以及地方标准方法;国外的如 ANSI、DIN、BSI 等方法)。标准化组织发布之外的方法称之为非标准方法,包括:知名技术组织公布的方法,如国家 CDC、WHO、FAO、AOAC、FCC 方法等;有关科技文献或期刊公布的方法;设备制造商指定的方法;实验室自行制定的方法等。非标准方法广义上也包括由实验室进行扩充和改良的以及超出标准规定范围使用的标准方法。

二、质量控制方法及措施

(一)检测方法的选择

1. 一般情况下,卫生监督机构应优先选择使用国家标准方法,其次是行业标准或技术规范规定的方法。当没有国家标准方法时,可以选择国际或区域标准方法,也可以选用非标准方法。要确保所选择的标准现行有效,保证在方法使用之前,从"人""机""料""法""环""溯""样"等方面具有满足检测方法要求的能力。

2. 一些标准方法对同一检验项目可能有一个以上的检验方法,检测机构可根据自己所具备的条件来选择使用,若检验结果超过国家卫生标准限值或在临界值时,或者有相对人要求仲裁时,则应以第一法作为仲裁方法。应注意,有的标准方法中对一个项目虽然有多个检验方法,但并没有指明哪个是仲裁方法和非仲裁方法,这属并列关系。对于有几个并列方法的,需根据被测样品的类型、配方的不同来选择适宜的检验方法。

（二）检测方法的确认

检测方法的确认是"通过核查并提供客观证据，以证实某一特定预期用途的特殊要求得到满足"，即证实方法是否有效、适用，是否具备正确实施该方法的能力。确认应尽可能严谨、全面，以满足预定用途或应用领域的需要。

1. 标准方法的确认

（1）有效性的确认：卫生监督机构应使用有效的、最新的标准版本，除非该版本不适宜或不能使用。对于标准方法应具有足够的理解、熟练的操作、有效的实施，并定期核查。作废标准必须有明确标识，以防止误用。对其他文字的国际标准、区域标准、国外标准同样应确认其有效性。

（2）适用性的确认：虽然标准方法在研制和验证过程中对方法的误差已作了详细的评述，但这仅仅提供了保证结果质量的条件。一个好的检测方法在被接受和应用的过程中，都有一个适应的过程，即对检测方法精密度的预测与控制、误差的估计与校正、方法检出限以及结果不确定度确定的过程，这就是质量控制的核心内容。卫生监督机构引用现有标准方法中已公布未曾开展过的技术方法或引用新颁布的标准方法时，以及发生调整岗位由新的员工承担原开展的检测项目时，检测人员应对拟使用的检测方法进行确认和必要的验证试验，以证实操作者确实掌握了分析技术的关键点，同时可以利用此手段评价分析方法的可靠性与适用性。对方法预期用途进行评价时，应包括方法的准确性、检出限、选择性、线性、重现性、影响因素、基体干扰等。

（3）运用能力的确认：在引入检测之前，卫生监督机构应证实能够正确地运用这些标准方法。当标准方法发生变化，应重新进行证实。对标准方法的证实应有相关的文件规定、支持的文件记录，内容包括：

1）执行新标准所需的人力资源的符合性，即检测人员是否具备所需的技能及能力；必要时应进行人员培训，经考核后上岗。

2）现有设备的适用性，即是否具有所需的仪器设备、标准物质或参考物质，必要时应予补充。

3）设施和环境条件的符合性，即是否满足所需的要求，必要时进行验证。

4）样品制备，包括前处理、存放等各环节是否满足标准要求。

5）作业指导书、原始记录、报告格式及内容是否适应标准要求。

6）对新旧标准进行比较，尤其是差异分析与比对的识别。

7）对检测方法运用能力的证实可包括以前参加过的比对或能力验证的结果、为确定测量不确定度、检出限、置信限等而使用的已知值样品所做过的试验性检测的结果。

（4）方法的偏离：当实际操作偏离检测标准是一种例外允许的情况时，其前提是该偏离已被文件规定、经过技术判断（确认证实不会影响检测结果的正确性）、得到技术负责人批准同意。方法的偏离必须控制在规定测量范围或允许误差之内、限于规定的数量和规定的时间段。要注意做好对偏离技术判断的记录。必要时,应采用附加细则形式,以确保应用的一致性。处于以下情况时,标准方法允许偏离:

1）通过对标准方法的偏离,以缩短检测时间,且这种偏离已被证实对结果的影响在标准允许的范围之内。

2）对标准方法中某一步骤采用新的检测技术,能在保证检测结果准确度的情况下,提高效率,提高原标准方法的灵敏度和准确度。

3）由于检测条件的限制,无法严格按照标准方法中所述的要求进行检测,不得不作偏离,但在检测过程中同时使用标准物质加以对照,以抵消条件变化带来的影响。

2. 非标准方法的确认

（1）卫生监督机构也应对拟采用的非标准方法、自行开发设计/制定的方法、超过预期范围使用的标准方法、扩充和修改过的标准方法进行确认,以证实这些方法适用于预期用途。

（2）有的非标准方法可以不需要经过技术验证方式确认。例如:

1）获得承认的非标准方法:获得政府、行业组织承认的非标准方法可直接证实使用,不需进行确认。国家（行业）主管部门发文或发布的技术规范（方法）,可以直接证实使用,如《消毒技术规范》等。

2）知名技术组织、有关科学书籍和专业期刊公布的方法,设备制造商指定的方法:知名技术组织公布的、国际上普遍采用、行业广泛认可的某些公司、行业协会的标准,可以直接证实使用,但在有的行业需要得到主管部门承认,不能与主管部门的规定不一致。

3）实验室选用仪器商提供的方法时,如果检测对象同该方法提供的类型相同,且测量水平在仪器的测量范围内,而方法也是行业内公认的,就可以直接证实使用;否则,必须提供研制方法的报告及技术确认记录,必要时由行业内专家确认。

4）自行设计的方法:卫生监督机构自行制定的方法是一个设计过程,需要进行策划与控制,应作为一个项目来进行管理。包括制定计划,明确参与人员及其职责分工。

5）超出其预定范围使用的标准方法、扩充和修改过的标准方法:根据变动性质和程度决定技术确认的程度。应考虑方法或其原理在行业内的应用情况和成熟度。如果是对标准方法作了少量改动,可自行组织确认。如果是将标准方法应用到新的领域,应由行业内的专家进行确认。

（三）方法的技术验证

1. 方法检出限试验

（1）通常利用测定空白溶液（与配制标准溶液、试剂、溶解或稀释试样相同的纯水）的信号值，计算批内标准差，以求出检测方法的检出限。需要注意，痕量分析时，往往样品测定值也很小，常与空白值处于同一个数量级，空白值的大小及其分散程度对分析结果的精密度和方法的检测限都有很大影响。如实验用水和化学试剂的纯度、玻璃量器的洁净度、分析仪器的精度和使用状态、实验室内的环境污染状况以及检测人员的水平和经验等，都会影响空白值。

（2）对某一检测方法进行验证时，一般每天测定 2 个空白试验平行样品，共测 5 天，计算标准偏差或批内标准偏差，并按常用的规定方法计算检出限，当该值如高于标准方法中的规定值，则应找出原因予以纠正，然后重新测定，直至合格为止。

2. 方法精密度试验　取接近方法检测上限和下限浓度的标准溶液，在方法规定的条件下测定，比较每个浓度的标准（不包括空白）的批内变异和批间变异，检验变异的显著性，以评价检测方法的精密度（相对标准偏差）是否在允许范围之内，判断分析误差来自分析者的技能还是被测物自身分解。重量法、容量法应在分析天平、滴定管的较小误差范围内选择试验浓度。

3. 加标回收试验　在样品中加入一定浓度的被测物，测定加标回收率，以便发现样品中是否存在不影响精密度，但能改变方法准确度的因素。这里需要注意的是在加标回收试验时，尽量做到标准添加以后保存一段时间，使添加的标准同样品有一定接触时间，避免刚加入就提取，虽然回收率很高，但不能反映实际情况，造成假象。

4. 方法适用性试验

（1）测定样品（选择的样品必须含有一定浓度的被测物，且是具有代表性的基体，对不稳定的组分可以放置一定时间使浓度趋向稳定），比较标准溶液和样品分析的标准偏差，以发现样品中是否存在影响精密度的干扰因素，提供是否需施加消除干扰的参考。

（2）检验样品中常有许多共存物质，试验时应根据样品的来源及组成确定可能的共存物质，通过测定各标准、样品和加标样品结果值的标准差与检出限浓度的标准的标准差比较，证实共存物质是否干扰被测组分的测定，评价检测方法的适用性和检查操作人员掌握常规分析方法的熟练情况。

5. 方法准确度试验　将有证标准物质与样品在相同条件下进行测定，如果标准物质的测定结果与证书上的标准值一致，表明分析方法与测定过程的准确度令人满意，样品分析结果准确可靠。要注意所用标准物质尽量与样品保持相同或相近基质问题,当基质相差很大时,即使标准物质测试结果再准确也不能完全代表样品的测试结果,尤其在样品基质复杂于标准物质基质的情况下。

6. 方法线性范围试验　卫生检验标准方法中常用标准(工作)曲线法进行定量分析,工作曲线的线性范围(指待测物质的浓度或量与测定信号值成直线关系的浓度或量的范围)与分析条件密切相关,它的改变表明实验条件发生了变化,应予以改正。工作曲线的线性会影响到测定结果的准确度,主要因素有:分析方法和分析仪器的精密度、标准溶液配制的准确度及分析人员的操作技术水平等。样品的测定应在工作曲线的线性范围内进行。线性范围越宽,样品测定越方便,即不必稀释或浓缩就可以直接测定。若样品基体对测定有影响,则应采用不含待测物质的样品加入标准的方法配制不同浓度的标准系列来绘制工作曲线。

(四)检测方法的应用

1. 检验方法关键步骤的控制　化学分析方法的过程大部分都可分为取样(称量或吸量)、样品处理、测定(包括制作校准曲线和样品测量)和结果报告等四个基本步骤。只有在保证各环节操作合理、规范的前提下才能获得准确的检测结果。样品处理中对需要经浓缩、消化、分离、萃取等操作的实验,应考虑到分解消化是否完全,有否污染的可能,被测物形态有否改变,萃取是否完全,如使用分液漏斗分离提取、干燥器冷却、溶剂洗脱、加热回流、加热炭化、驱除余酸、蒸馏与接收等操作中注意把握技术的严密性,防止被测组分逸失;使用凯氏瓶消解样品时,要注意将沾在瓶颈上的样品事先洗脱到瓶中,避免因加热炭化后不易洗脱和消解导致检测结果偏低;同时还要了解样品基体对被测物的影响。在测定步骤中,除了重量法、容量法和库仑法等经典方法以外,大部分仪器分析法都是采用相对比较法进行测量,这样,在建立校准曲线时可能会引进误差,包括标准溶液的准确性,校准曲线的使用是否正确,以及由于标准溶液与样品溶液间基体不同而引起的误差(基体效应),这些因素都可能发生化学测试中溯源链的破坏,因此,质量控制措施从起始步骤就要实施。

2. 非标准方法的应用

(1)由于非标准方法在制定过程中大部分均已经过确认,因此只要适用即可使用。但是,由于标准是各方妥协的产物,从提议、起草到最终批准、发布,一般需要通过法定程序,周期较长,有时并不能反映最新科技成果,标准滞后于新产品是普遍现象。所以,在先进国家中,尽管标准化机构发布了相关标准,实验室使用非标准方法的现象仍然相当普遍。

(2)对非标准方法不仅需通过确认证实方法的合理性、可操作性,是否能够满足预期使用要求,还应证实实验室能够正确使用方法,获得正确、准确、可靠的测量结果。即确实具备方法要求的资源,包括人员、设施与环境、设备、标准物质、样品制备、数据处理等。

第五节　作业指导书(SOP)的编制和应用

一、概述

作业指导书(SOP),也称标准化操作程序,是用以指导某个具体过程、事物所形成的技术性细节描述,直接指导操作人员进行各种质量控制活动的可操作性文件。作业指导书是卫生监督机构现场快速检测能力的重要组成部分,也是保持检测过程有机联系、工作有序的运行规范,是统一检测行为的依据。作业指导书使检测人员操作技能符合质量保证的要求;检测人员可以直接使用作业指导书完成分析任务;卫生监督机构可以使用作业指导书训练参加该项任务的新员工;可以用作业指导书来监督和审核检测过程,也可以将之作为评定标准审查检测人员的操作是否符合作业指导书的要求。

作业指导书的主要类型包括:①方法类:用以指导检测过程的细则(如标准/规程或规范的实施细则),包括对标准增补或改写为实验室内部的操作规程或补充文件、附加说明。②设备类:用以指导仪器设备使用、操作的规范(如设备制造商提供的使用手册、特殊操作说明等);③样品类:包括样品的准备、处置和制备规则;④数据类:包括数据的有效位数、修约、异常值的剔除以及结果测量不确定度的评定方法等。

二、质量控制方法及措施

(一)编制目的

具体可以归纳为以下几个方面:

1. 使检测工作有章可循,使检测工作安全风险评估和过程控制规范化,保证全过程的安全和质量。

2. 对内、对外提供文件化的证据。

3. 作为持续改进质量管理体系的基础和依据。

4. 用作学习与培训教材,以提高人员素质和技术水平。

(二)编制内容要求

内容应满足:

1. 遵循5W+1H原则　明确此项作业的名称及内容是什么,指导书适用范围或对象是什么(What);此项操作在什么条件下实施(Where);在什么时候开始、结束、检查（When）；由什么样的人来操作（Who）；此项作业的目的是什么（Why）；如何按步骤完成作业、如何进行控制（How）。

2. "最好，最实际"原则　使之成为最科学、最有效的方法，有良好的可操作性，并可获得良好的综合效果。必要时辅以流程图，明确判定的标准，说明这样做的必要性（或需要注意的任何例外、特殊情况的详细说明、有没有更好的办法），所需形成的记录是什么。

3. 编写作业指导书时应把实施该项活动的经验、要领及技巧总结进去，成为纯技术性的细节，一般应包括作业内容、使用的材料、使用的设备、作业的质量标准、检测方法等各项要素。

（三）编制程序要求

编制程序一般要求：

1. 作业指导书一般由承担检测工作的专业科室负责编写，明确编写目的是编写作业指导书的首要环节。

2. 仪器操作作业指导书用来指导操作者如何进行仪器操作，专业性较强；检测作业指导书用来指导检测操作步骤的实施；样品处理作业指导书用来指导检测者如何进行检测前的样品前处理。

3. 作业指导书应按规定的程序批准后才能执行，未经批准的作业指导书不能生效。

4. 严禁执行作废的作业指导书，如有变化应按规定的程序进行更改和更换。

5. 使用进口仪器设备也应有翻译成中文的作业指导书，并经审核批准后使用。

（四）编制数量要求

数量应满足：

1. 并非每一项活动（或每一个程序）都要细化为若干操作指导书，只有在因缺少指导书可能给检测结果带来不利影响时，才有必要编制指导书。

2. 究竟要引用多少个程序文件和作业指导书，其详略程度、编排格式、层次划分取决于实验室的规模、检测工作的复杂程度、人员的素质等实际情况，应根据实际情况来确定。培训充分有效时，作业指导书可适量减少。当需要对某一特定产品或特定岗位有具体的特殊要求，就要用指导书来做出详细的规定。常识性的操作技能不需要编制作业指导书，如对使用游标卡尺、温度计、玻璃量器等操作属于检测人员"应知应会"范围。

（五）编制格式要求

编制格式应满足：①以满足培训要求为目的，不拘一格；②简单、明了、可获唯一理解；③美观、实用。

（六）其他要求

作业指导书被批准使用后,仍需定期对其适用性、有效性进行评估,不断完善、更新。过于专门化的作业指导书可能存在局限性,需经常修改,使之达到确保检测结果质量所需的程度,成为指导检测人员技术操作的准则。为便于使用或查询,应对作业指导书建立目录并按类别分册装订(宜活页形式装订,便于修订),放于易拿取的地方。

第六节　检测环境分析和控制

一、概述

卫生监督现场快速检测是根据卫生监督的工作特点,采用快速检测手段,运用快速检测仪器设备的物理、电化学、生物学检测原理,对作业场所、公共场所、产品卫生质量等存在与健康相关的因素进行现场检测,及时掌握卫生质量状况。卫生监督现场快速检测多为现场的直读式检测,对固定实验室的要求较低,因此外部环境因素对现场检测工作的影响成为整个质量管理的关键因素,包括仪器设备的现场检测环境、以及从仪器设备的存放到现场检测工作开始前整个过程存在的环境因素。根据检测项目质量管理要求,与检测有关的环境条件应满足相关法律法规、技术规范或标准的要求,最大限度地减少环境因素对检测结果的影响,环境因素对检测结果质量有影响时应检测、控制和记录环境条件,在非固定场所的现场快速检测应特别注重环境因素的影响。

检测环境条件要求的识别和确定取决于:①所从事的检测和抽样工作所遵循的标准要求;②所使用仪器设备要求的环境条件或设施;③样品对环境条件的要求;④检测人员的健康安全需求。

二、质量控制方法及措施

（一）总体要求

为保证卫生监督现场快速检测中抽样、检测和(或)校准结果的准确、可靠,为现场检测、仪器设备的存放、运输等环节配置相适应的设施和环境条件是直接影响检测结果质量的要素,属于资源配置的过程,同时还应具备对环境条件进行有效检测和控制的手段,设施和环境条件以及监控手段是保证现场快速检测工作正常开展的先决条件。

1. 根据检测环境因素的变化,对可能影响检测结果的应专门制定《现场检测管理程序》《仪器设备的控制与管理程序》《检测环境的建立、控制和维护程序》等程序文件,开展检测环境影响的质量控制。

2. 相关的检测规范、方法和程序有要求,或对结果的质量有影响时,现场快速检测时应检测、控制和记录环境条件,对诸如温度、相对湿度、生物消毒、灰尘、电磁干扰、辐射、供电、声级和振级等环境因素应予重视,使其适应于现场检测工作的开展。

3. 当环境条件危及检测结果时,应停止检测 / 校准工作。

4. 应组织检测人员根据仪器设备的使用要求和执行的检测标准对设施和环境条件的要求建立满足要求的设施和环境控制目标。

5. 现场检测人员根据控制目标提出监控手段、方法和配置监控设施或设备。

6. 现场检测人员或仪器保管人员根据仪器设备的保存条件提出存放环境监控目标以及监控方法、监控设施或设备。

7. 建立并保持环境保护程序,不得因检测工作而影响环境和健康。

(二)对现场检测环境的质量控制

1. 现场检测环境的影响是多方面的,相关检测仪器在开展现场快速检测工作时本身具有一定的限制性和适应性,温度、相对湿度、通风、照明、电磁干扰、噪声、振动等都可影响现场检测结果的准确性,使检测参数的不确定度增加,微生物检测时还存在菌种、洁净度、灰尘、有害气体等因素影响。

2. 现场检测工作中,检测人员应负责确认现场检测设备、环境条件是否满足要求,对有环境条件要求的现场检测活动,应责成有关人员佩戴相应的检测设备,并对检测环境条件是否达到要求进行评价或验证;为确保人身和设备安全,现场检测人员应佩戴安全防护用具,落实安全防护措施,带入现场使用的仪器设备必须配有防漏电插销板和电源电压检测仪表,必要时还应配有防水、防尘护罩及防震措施等,检测区域须用明显标识实施隔离,防止无关人员进入检测区域;检测人员在进行现场检测工作前应对所用仪器设备的环境影响因素进行核查,确保设备性能正常。

3. 检测人员应注意观测和记录环境条件的变化情况,当环境检测显示环境条件达不到检测要求时,检测人员应停止检测,并报告检测项目负责人,查明原因,采取措施,直至环境条件满足要求后再继续检测工作,对不能间断的检测活动的检测数据应宣布无效;对难以控制的环境条件,检测活动应考虑在时间和地域上实施隔离,以保证检验结果的有效性,如经过努力环境条件仍达不到要求,检测项目负责人应决定是否继续检测或考虑由此引起的不确定度的变化;现场检测工作完成后,检测人员应再次确认检测设备状态和环境条件状况,如正常,表明本次检测数据有效;如发现问题,应及时查找原因,确定是否重新安排检测。

4. 注意检测中常见问题,如应用电化学传感器的检测仪器在高温环境状况下传感器易失灵,缩短使用寿命;测量射频辐射仪器在检测时须避免电磁场干扰进行准确调零;噪声检测仪器测量时须避免外部风速影响而使用风帽;微生物快速检测对环境因素的影响要求更高,一般应采取完整未开封的样品,如是散装样品,采集必须在无菌操作下进行,采样的用具应预先经灭菌处理,样品进行微生物检验应越快越好,尽量缩短采集到检验的过程时间。

5. 现场检测项目应确保其检测环境条件不会使结果无效或对所要求的检测结果产生不良后果,现场进行抽样、检测和/或校准时,应充分考虑其可能带来的不良影响,保证卫生监督现场快速检测数据的准确、可靠。

(三)对仪器存运过程的质量控制

1. 仪器设备的存放、运输等环节应满足质量管理有关设施与环境条件的要求,有利于检测的正确实施。仪器设备的存放地点、运输工具应干净卫生、整洁有序,管道、布线应安全合理,通风、采光应符合要求,有关记录、文件应妥善保管,标准物质的使用、保管应有特殊规定,易燃、易爆、有毒物品应有特殊管理要求,仪器设备安放应便于操作和维护。

2. 检测人员负责组织设备运输,注意设备防震、防雨,确保设备安全,并对检测数据和结果的有效性进行监控,负责现场检测过程的安全监护,对现场检测及仪器设备存储、运输等过程环境影响因素进行检测记录及报告的归档。设施和环境条件不应对检测构成不利影响并确保对测量结果不确定度的影响符合要求。仪器设备的存放、运输应考虑不同仪器设备在同一个存放区域或在不同检测作业时的相互影响,如有影响应采取隔离措施,现场快速检测仪器设备的存放、运输布置在遵循不能相互影响的同时还应考虑使用的方便性。此外,仪器设备的存放地点、运输工具内不允许做与检测无关的活动。进入或使用对检测活动质量有影响的所有区域时,应作出规定并加以控制,受控区特别是微生物检测区域应有标识,进入受控区的人数应有限制,人员的进入会影响温度和洁净度的变化。

3. 仪器设备的存放、保存环境条件如发生偏离,技术负责人在确认检测仪器设备能力没有发生变化后应尽快恢复整个存放、保存的环境条件。

(四)对安全作业管理的质量控制

1. 卫生监督现场快速检测基本不依赖实验室检验,但其所包含的现场检测环境、以及从仪器设备的存放到现场检测工作开始前整个过程存在的环境因素也应纳入到检测工作质量管理和管理要求中,仪器设备的存放、运输、检测等环节要从储存、领用、标识、交接、无害化处置等方面建立严密的安全控制措施,确保不会对检测人员和公共安全造成危害;对涉及电离辐射、高温、高电压、撞击,要确保环境因素影响处于严格控制状态,保证仪器设备正常检测工作的开展。现场快速检测工作还应建立、健全应急处置方案,在紧急情况下采取及时的应急处理措施,防止意外事故的发生,防止事态扩大,尽量减少损失。与此同时,现场快速检测工作还必须重视环境保护问题,在现场检测、仪器设备的存放、运输等各环节正确配置相应的设施和设备,确保检测过程中产生的废气、废液、粉尘、噪声、固体废弃物等得到合理的处置,处置的效果符合环保要求。

2. 对环境条件实施的检测和控制应有真实和及时地记录,这种记录是反映环境条件变化的信息,是分析数据变化的参考因素,是保证在同等条件下可以复现检测工作的重要条件。卫生监督现场快速检测的检测人员在检测开始、检测中间、检测完成后应检查和记录环境监控参数,避免环境条件发生偏离后给检测结果造成不良影响,当遇特殊客观原因使环境条件达不到监控要求时,检测负责人可实施隔离措施,安排检测人员在实施隔离措施后继续检测活动。

3. 应当及时发现和调控环境条件变化,避免影响检测结果的质量。建立和实施安全作业管理程序,不影响和危害公共安全,对涉及化学危险品、毒品、有害生物、电离辐射、高温、高电压、撞击及水、气、火、电等危及安全的因素和环境必须有效控制,确保安全。当现场检测所要求的外部环境因素对检测结果产生影响时,检测单位应具备检测和控制环境条件的能力,应根据制定和执行的《检测环境的建立、控制和维护程序》,维护、保持对环境因素的检测和控制能力,尤其对在固定场所以外的临时或移动设施中开展现场检测时,其环境条件是否符合要求应加以重点关注。

第七节 采样抽样及样品管理

一、概述

卫生监督现场快速检测涵盖了饮水卫生、公共场所、职业卫生、放射卫生、学校卫生、传染病防治、健康相关产品、医疗机构消毒、病原微生物实验室等多项领域,有关检测样品的抽样及现场检测过程直接影响到检测样品的有效性和检测结果的准确度,为保证现场快速检测满足整个质量管理要求,必须对样品采样和现场检测过程的各个环节实施有效的质量控制,确保检测结果准确、可靠。

根据检测对象和样品种类的不同,以卫生质量检测和评价为目的的样品采集、抽样,具有其特殊性,影响采样代表性的因素包括采样量、采样部位、采样时间、采样的随机性和均匀性,以及按批号抽样等。正确的采样、抽样必须遵循的原则包括：①采集的样品必须具有代表性。②采样方法必须与分析目的保持一致。③采样及样品制备过程中应保持原有的理化指标,避免待测组分发生化学变化或丢失。④防止和避免待测组分的沾污或外来成分的污染。⑤样品的处理过程尽可能简单易行。

以查明突发公共卫生事件或疾病暴发流行的原因为目的的样品采集,不要求样品的代表性,强调针对性。一般采样之前,对样品的环境和现场检测进行充分调查是必要的,并对现场采样、抽样的地点和现场条件,样品中的主要组分及含量范围,采样、抽样完成后应进行分析测定的项目,样品中可能会存在的物质组成等方面有一个清晰的认识和了解。

二、质量控制方法及措施

（一）总体要求

通过采样抽样完全保证检测数据的真实、有效是有一定风险的,为了将检测的风险降低到最低程度,对于抽样和样品处置而言应从抽样开始对涉及样品的所有过程实施严格的受控管理,要求对采样、抽样及抽样后的运输、处置、保护、存储、保留和清理建立相应的程序规定,用程序来保证样品的完整性,包括：①现场检测抽样应制定详细的抽样计划和程序,且在采样、抽样地点应该能得到这些计划与程序,抽样计划应符合统计学方法要求并经确认可行。②抽样应具有代表性,并在抽样过程中对有关因素进行控制,以确保检测结果的有效。③采样、检测使用的所有仪器应保证其正常运转和安全处置,避免损坏和污染。④采用正确的采样、检测方法,确保采集方法的系统性和有效性。⑤采样记录应按照记录填写规范要求填写《现场检测采样记录单》,记录内容应清晰、明确、具体。⑥采样、抽样应建立标识系统,每个样品在检测/校准过程中应具有识别和记录的唯一性标记。

（二）采样及抽样的质量控制

1. 样品采集、抽样是现场检测工作中的重要环节,不合适的或非专业的采样、抽样会使可靠正确的测定方法得出错误的结果。为使采集、抽样的样品具有代表性、有效性和完整性,确保检测结果准确,必须对采样过程实施有效的质量控制,严格按照采样规范中的采样条件、采样方法、采样位置及运输、保存方法等内容进行采样、抽样,并选用适宜的采样设备,样品采样和现场检测人员必须要秉公办事,坚持原则。

2. 卫生监督现场快速检测的采样、抽样一般采用的是简单随机抽样,这也是为了适应卫生监督工作的需要,较少采用分层抽样、系统抽样、整群抽样等方式。抽样是抽取大气、水体等物质、材料或产品的一部分作为其整体的代表性样品进行检测或校准,卫生监督现场快速检测与一般性检测相同,应制定详细的抽样计划和程序,且在采样、抽样地点应该能得到这些计划与程序,抽样计划应符合统计学方法要求并经确认可行,使抽样具有代表性,并在抽样过程中对有关因素进行控制,以确保检测结果的有效,但有时样品可能不具备代表性,只能由其可获性决定。

3. 样品的采集、抽样对人员、仪器设备及过程均有一定的质量控制要求。为保证现场采样、检测工作质量,在现场采样、检测过程中要严格执行质量管理要求,以做到数据的准确和结果的可靠。

(三)对检测人员的要求

检测人员是现场采样抽样工作的主体,是质量控制的关键。检测人员必须具有一定的工作经验,熟悉采样、检测业务,熟悉相应的检测程序和记录报告程序,了解和掌握检测项目和规范,掌握检测仪器设备的性能及使用方法,采样中遵守质量手册中的规定,按有关程序文件和作业指导书开展现场快速检测及现场采样工作,并经过考核合格的人员担任。检测人员要经过定期的培训教育,经考试合格后上岗,并具有相应的工作能力和技术职称。

(四)对检测仪器设备的要求

为保证采样质量,满足检测的需要,必须严格控制检测所使用的仪器设备的质量。仪器设备的使用范围、量程、灵敏度、分辨力、稳定性、准确度、误差、测量标准和基准对检测结果的准确性至关重要。每台仪器设备都要建立管理档案,定期送质量部门检定、校准,有专人保管并负责设备状态的记录、维护和保养,建立有仪器设备的出入库记录,对其购置、验收、流转进行严格控制,建立有维护程序和运行中检查程序,在使用前须进行校准或核查并进行记录,检测人员要按照仪器设备作业指导书进行操作,如发现损坏、故障、改装或修理要有记录。检测使用的所有仪器都应配备相应的设施与环境,保证仪器设备的安全处置和正常运转,避免损坏和污染。

(五)对检测过程的要求

1. 检测方法　样品采集是进行检测的第一步,对其进行全过程、全要素、全方位的质量控制显得十分重要,正确采集的、具有代表性的、真实的和符合卫生标准要求的样品是保证检测结果准确可靠的前提,采用正确的采样、检测方法应根据待测物存在的状态、各种采样方法的适用性以及采样点的工作状况及环境条件来选择;同时,其质量控制中的各项质量活动要贯彻在整个样品采集的全部过程中,达到内部质量管理规范的有关要求,确保采集方法的系统性和有效性。

2. 采样点　采样点的选择是进行现场快速检测并得到正确检测结果的关键。只有选择了具有代表性的、能反映样品状况的采样点,采集的样品才能用于正确的卫生质量检测和评价,因此采样点选择的质量控制应得到充分重视,采样点的选择应根据各项目《采样规范》中规定的原则进行,如职业卫生专业应选择在有代表性的工作地点,其中应包括工作场所空气中有害物质浓度最高、劳动者接触时间最长的工作地点,采样点应设在工作地点的下风侧,采样高度尽可能靠近劳动者工作时的呼吸带,且对于个体采样对象的选择时还需选择包括不同工作岗位的、接触有害物质浓度最高和接触时间最长劳动者。

3. 采样时机　采样时段的选择反映了检测结果的真实和客观,明确在工作年内、工作月内、工作日内的什么时候进行采样,也是真正评价其现场卫生质量状况的前提,且采样、检测必须是充分保证在正常工作状态和环境下进行的。

（六）采样及抽样原始记录的质量控制

当抽样作为检测的一部分时,现场快速检测工作应规定对抽样记录的详细要求,记录内容应清晰、明确、具体。记录应包括所用的抽样程序、抽样人的识别及环境条件等,对采样记录进行质量控制,采样记录应按照记录填写规范要求填写《现场检测采样记录单》,要做到字迹清楚、书写规范。记录要采用规定的统一格式,结合检测项目检测规范所要求的项目内容和现场采样的实际情况进行填写,如由于填写人的笔误而需要更改时应按照规定要求进行涂改。记录保存要注意防火、防盗、防潮、防霉变等,并按规定交给档案室归档保存。

（七）样品标识的质量控制

1. 对于部分大气有毒化学物质、粉尘、水质及微生物培养等采样抽样样品须送样进行分析和检验,采集的样品应在当天进行送样分析,以防止其中水分或挥发性物质的散失及其他待测物质含量的变化,如果不能立即进行分析,必须加以妥善保存。样品往往采用适当的保存液和保存条件（如保温、冷藏、厌氧或接种人培养基）进行送样,以避免样品腐败变质;标本运送应有专人负责,为避免危害公共安全,特别是对烈性传染病样本应密封并保证由两人以最快的交通工具运送以确保安全。样品送样时须向被委托单位提供全面、真实的原始记录资料信息,确保样品流转的质量要求。

2. 现场快速检测应建立标识系统,唯一性标识是采样、检测样品管理的关键环节,它是每个样品在检测/校准过程中识别和记录的唯一标记。样品除物类标识外还应有状态标识,对于同批样品应有同一编号,并对个体再细分编序号,如样品有附件则附件与主体必须采用同一编号并注明每一附件序号。唯一标识系统的目的是为了避免混淆,也是为了实现样品可追溯性的保障。

第八节 原始数据的记录和使用

一、概述

原始数据记录是记载检测数据的证实性文件,在卫生监督现场快速检测中,对原始记录的编制、填写、更改、识别、收集、索引、存档、维护和清理等进行控制和管理,可以证实整个质量管理状况和检测工作的所有结果。

(一)原始记录的特性

原始记录重在其真实、准确,真实准确的质量信息记载能为有效地运行质量管理并实现持续改进提供可靠的依据,因此,在确定记录的格式和内容的同时,应考虑使用者填写方便并保证能够在现有条件下准确地获取所需的质量信息,填写记录应实事求是、严肃认真。

(二)原始记录对检测质量的影响

原始记录是记载过程状态和过程结果的文件,是检测质量的一个重要组成部分。作为基础性和依据性文件,原始数据记录应尽可能全面地反映卫生监督现场快速检测项目形成的过程和结果以及质量管理的运行状态和结果,为此,应从总体上评价原始记录的充分性,力求使原始记录完整,同时又要对每一记录的必要性进行逐一评审和取舍,并非记录越多越好,正确的做法是只选择那些必要的原始数据作为记录,避免原始数据记录过程中常见的盲目、杂乱、分散、稀松、空白、错误等问题的出现。

二、质量控制方法及措施

(一)总体要求

1. 原始数据记录还应注重规范化和标准化的要求,尽量采用国际、国内或行业标准,参考先进组织的成功经验以使记录更加规范化和标准化。

2. 对现行已有的各类记录(表)格式进行清理,废除多余、过时的记录格式,修改不适用的记录格式,沿用有价值的并增补必需的记录格式,并使用适当的表格或图表格式进行规定,按要求统一编号,使各项活动的记录更加系统和协调。

3. 实现记录的标准化管理,包括:

(1)建立、健全原始台账,规范原始记录的编制、填写、更改、识别、收集、索引、存档、维护和清理等过程。

(2)原始记录应保持其原始性,不可以重新抄写和复印,更不可以在过程结束后加以修饰和装点。

（3）对于整个检测过程运行事实的记录应正确和清晰，记录语言和用字规范，并采取正确的笔误的处理方式。

（4）记录中签署记录应规范，尽可能清晰易辨，不允许有姓无名或有名无姓的签署。

（5）记录应具有唯一性标识，编有各类编号、版本号、表号、页号等分类号和流水号。

（6）记录的保管由专人或专门的主管部门负责，建立必要的保管制度，并应按照档案要求立卷贮存和保管，保管方式应便于检索和存取。

（7）超过规定保存期限的记录须统一进行处理，而重要的含有保密内容的记录还须保留销毁记录。

（二）编制要求

1. 记录用笔　使用钢笔、水笔或签字笔，确保记录不易褪色，不使用红笔、铅笔，也不能使用涂改液、修正纸等工具，用笔一定要考虑其字迹的持久性和可靠性。

2. 记录的原始性　原始记录要求当天的运作当天记，当周的活动当周记，做到及时和真实，不允许添加点滴水分，使记录真实可靠。原始记录不可以重新抄写和复印，更不可以在过程结束后加以修饰和装点，填写日期时要写全年月日。

3. 记录的清晰准确　记录作为阐明质量管理所取得结果或提供体系所完成活动的证据文件应属实，须将整个检测过程的运行事实记录的正确和清晰，记录语言和用字规范，不但能使自己能看清楚，也能使别人都看清楚。

4. 笔误的处理　填写原始记录出现笔误时，不应在笔误处乱写乱画，甚至涂成黑色或用修整液加以掩盖，正确的处理笔误的方法是在笔误的文字或数据上，用原使用的笔墨画一横线，再在笔误处的上行间或下行间填上正确的文字和数值。

5. 空白栏目的填写　有些记录无内容可填该怎么处置呢？空白栏目也应填写，填写方法是在空白栏目中间位置画一横线，表示记录者已经关注到这一栏目，只是无内容可填，如纵向出现几行栏目均无内容可填，亦可用一斜线代之。

6. 记录的标识　具有唯一性标识。为了便于归档和检索，记录应具有分类号和流水号，标识的内容应包括记录表格所属的质量管理要求文件的编号、版本号、表号、页号，没有标识或不符合标识要求的记录表格是无效的表格。

7. 签署　记录中会包含各种类型的签署，有作业后的签署，有认可、审定、批准等签署，这些签署都是原则、权限和相互关系的体现，是记录运作中不可少的组成部分,任何签署都应签署全名,同时尽可能的清晰易辨,不允许有姓无名或有名无姓的情况存在。

(三)原始记录的审查与管理要求

1. 校核 首先检查检测人员填写检测原始记录的完整性,填写的内容是否有缺项、漏页等不足之处;其二,检查原始记录的正确性,主要包括:检测环境条件、检测仪器设备选用的正确性;检测的每个步骤、每个环节的计算的正确性,以及和检测有关数字、表格、符号、文字的正确性;数据处理的正确性;法定计量单位及非法定计量单位换算的正确性;检测过程中引用的标准曲线、图纸资料和其他检测原始记录数值的正确性;校核人员签名的正确性以及签署意见的情况。对上述几方面校核后发现存在差错和疑问时,应立即指出、改正,若有争议应提交上一层负责人裁定。

2. 审定 首先是对校核工作的准确性和完整性进行检查,重点检查已选用的检测依据是否合理、正确,特别是在新老检测标准(规程)更换交替之际,检查其是否合乎时效;其次是检查原始记录所提供的所有数据、表格、文字、符号与检测报告内容是否相符;最后是检查校核过程中提出的未定问题是否解决并进行最终的裁定。

3. 贮存 记录应当按照档案要求立卷贮存和保管。根据原始数据记录出具检测报告后,原始记录应随检测报告存底一并整理归档,一般保存时间为6年,以备争议处理或资料查阅。记录的保管由专人或专门的主管部门负责,建立必要的保管制度,保管方式应便于检索和存取,保管环境应适宜可靠、干燥、通风,并有必要的架、箱,做到防潮、防火、防蛀、防止损坏、变质和丢失。

4. 检索 为避免漏项应对记录进行编目,编目具有引导和路径作用,便于记录的查阅和使用,使查阅对该项质量活动的记录能有一个整体的了解。记录中包含了大量有用的体系运行证据和原始信息,应便于查找以发挥其重要作用,记录的查阅纳入计算机管理是比较好的做法,编制电子索引,可以提高检索和查阅的效率。

5. 处置 超过规定保存期限的记录须统一进行处理,而重要的含有保密内容的记录还须保留销毁记录。记录应如实记载检测项目的形成过程和最终状态,如实反映质量管理运行状况、过程和结果,反映检测单位质量管理是否已得到有效运行并达到预期效果。

第九节　数据处理和分析

一、概述

卫生监督现场快速检测以现场直读式检测为主,虽然其对实验室理化检验的依赖度较低,涉及数据结果处理和分析要求也不是很复杂,但对于检测结果的测量误差而言,现场快速检测也存在误差和不确定度等因素的影响,对检测数据进行正确处理和分析,是开展卫生质量检测和评价的基本要求,也是整个现场检测质量管理正常、有效运行的保证。

检测、测量的质量和水平可以用误差概念来描述,也可以用准确度和精密度来描述。准确度反映了测量值与真值之间的符合程度,它反映了测量中所有系统误差和随机误差的综合;而精密度反映的是测量中所测得数值的重现性程度,它可以反映随机误差的影响程度,随机误差小,则精密度高。精密度是保证准确度的先决条件,但高精密度不一定保证高准确度。而从对误差表示方法加以区分的角度,又可以表示为绝对误差和相对误差,绝对误差表示测量的数值是偏大还是偏小以及偏离程度,但不能确切地表示测量所达到的准确程度,而相对误差不仅可以表示测量的绝对误差,而且能反映出测量时所达到的精度,无论是比较各种测量的精密度或是评定测量结果的准确度,采用相对误差则更为方便。

在卫生监督现场快速检测中,我们往往会发现有的检测参数的检测结果中引入了修正值和修正因子的概念,实际也是一种误差的表示方式,含有误差的测量结果加上修正值或乘以修正因子后可以补偿或减少误差的影响,在量值溯源和量值传递中常常采用加修正值或乘以修正因子的直观方法来补偿系统误差的产生,但这种补偿是不完全的,因为修正值和修正因子本身就存在一定的不确定度。另外,需衡量精密度大小还可以用偏差来表示。误差是客观存在的,卫生监督现场快速检测大多运用的是直读式仪器设备,测量结果为直接读取而非间接测量,不需通过若干个直接测量数值经数学公式换算得出最终检测结果,从一定程度上避免和减少了误差的传递和累积,在间接测量中每个直接测量值的准确度都会影响最后结果的准确性。同时,对直接检测或间接测量存在的误差进行计算和分析,可以查明误差对检测、测量的影响情况,从而找出影响检测、测量误差的主要来源,以便选择适当的检测方法,合理配置仪器,寻求检测、测量的有利条件。

二、质量控制方法及措施

（一）总体要求

误差是测量值与真实结果之间的差异,从理论上说,所检测的样品必然有一个客观存在的真实数值,而实际上,对于客观存在的真值,人们不可能精确知道,只能随着测量技术的不断进步而逐渐接近真值,具体措施包括:

1. 优先选取准确度、灵敏度、稳定性高,反应速度快,抗干扰能力强的仪器设备,且应符合国家检测、检验标准及规范的要求,并具有资质机构检定和校准的认定。

2. 增加检测项目的平行测定次数,可以减少随机误差,一般平行测定需达 4~6 次。

3. 用标准样品与检测样品进行对照试验或用标准方法与实际应用的方法进行比较试验,测定结果经统计检验后判断有无系统误差的产生或是否具有显著性差异。

4. 通过检测项目的空白试验消除外界不良因素的干扰。

（二）减少测量误差

卫生监督现场快速检测仪器设备大多配置的是检测传感器,如传感器本身性能不理想、测量方法不完善、受外界干扰影响及人为的疏忽等,都会造成被测参数的测量值与真实值不一致,两者不一致程度用测量误差表示。测量误差的大小反映了测量的精度,随着科学技术的发展,人们对测量精度的要求越来越高,可以说检测工作的价值就取决于测量的精度,当测量误差超过一定限度时,测量工作和测量结果就失去了意义,甚至会给工作带来危害,因此,对测量误差的分析和控制就成为衡量测量技术水平乃至科学技术水平的一个重要方面,由于误差存在的必然性和普遍性,人们只能将误差控制在尽可能小的范围内,而不能完全消除它。根据误差的种类、性质以及产生的原因,可将误差大致分为系统误差、随机误差和过失误差三种:

1. 系统误差

（1）系统误差是由某些固定不变的因素引起的,这些因素影响的结果永远朝一个方向偏移,其大小及符号在同一测量中完全相同。当检测条件确定,系统误差就是一个客观上的恒定值,多次测量的平均值也不能减弱它的影响。

（2）产生系统误差的原因主要有以下几方面:①测量仪器方面的因素,如仪器设计上的缺点,刻度不准,仪表未进行校正或标准表本身存在偏差,安装不正确等;②环境因素,如外界温度、湿度、压力等引起的误差;③测量方法因素,如近似的测量方法或近似的计算公式等引起的误差;④测量人员的习惯或动态测量时的滞后现象等,如读数偏高或偏低所引起的误差。

（3）针对以上具体情况,分别改进仪器和检测装置,以及提高测试技能,可以对系统误差予以解决。

2. 随机误差　随机误差是由某些不易控制的因素造成的。在相同条件下做多次测量,其误差数值是不确定的,时大时小,时正时负,没有确定的规律。这类误差产生原因不明,因而无法控制和补偿。若对某一量值进行足够多次的等精度测量,可以发现随机误差服从正态分布曲线的统计学规律。随着测量次数的增加,随机误差的算术平均值趋近于零,所以多次测量结果的算术平均值将更接近于真值。

3. 过失误差　过失误差是一种与实际事实明显不符的误差,过失误差明显地歪曲试验结果,误差值可能很大,且无一定的规律,往往在一组平行测量值中出现某一、两个测量值比其他测量值明显地偏高或偏低的可疑数据。它主要是由于检测人员粗心大意、操作不当造成的,如读错数据,记错或计算错误、工作失误等。在检测和测量时,只要认真负责是可以避免这类误差的。存在过失误差的观测值在检测数据整理时应该剔除。

（三）正确应用测量不确定度

1. 为更好地解决和处理误差给检测、测量带来的影响,从统计学的角度,测量不确定度是对测量结果可信性、有效性进行怀疑程度或不肯定程度的定量判断,作为说明测量值分散性的参数,它并不说明测量结果是否接近真值。检测、测量的目的是为了确定样品的测量结果,测量结果的品质是量度测量结果可信程度的最重要的依据,而测量不确定度就是对测量结果质量的定量表征。测量结果的可用性很大程度上取决于其不确定度的大小,对于测量结果的表述应同时包含测量值及与该值相关的测量不确定度,才显得完整并具有实际意义的。

2. 对于现场快速检测项目而言,在检测过程中有许多引起测量不确定度的来源,其主要来源包括:

（1）对被测量的定义不完整或不完善。

（2）实现被测量的定义的方法不理想。

（3）取样的代表性不够,即被测量的样本不能代表所定义的被测量。

（4）对测量过程受环境影响的认识不周全,或对环境条件的测量与控制不完善。

（5）对模拟仪器的读数存在人为偏移。

（6）测量仪器的分辨率或鉴别力不够。

（7）赋予计量标准的值或标准物质的值不准。

（8）引用于数据计算的常量和其他参量不准。

（9）测量方法和测量程序的近似性和假定性。

（10）在表面上看完全相同的条件下，被测量重复观测值的变化。

3. 不确定度的来源反映了各种来源不同的误差对结果的影响，且有时不是独立或单独出现的。对于检测项目本身存在修正值和修正因子的，应将测量结果加上修正值或乘以修正因子后一定程度上补偿或减少误差的影响。

（四）科学进行数值修约

1. 有效数字是指在检测、测量时实际能够测到的数字，有效数字的位数与检测和分析方法及测量仪器的准确度有关，同一检测方法下检测结果有效数字的位数不同表明测量仪器的准确度的不同。

2. 保留有效数字位数的原则是只允许在末位保留一位可疑数，有效数字位数反映了测量的准确程度，绝不能随意增加或减少。

3. 在计算一组准确度不等（有效数字位数不等）的数据前，应采用"四舍六入五留双""四舍六入五考虑""五后非零则进一""五后皆零视奇偶""五前为奇则进一""五前为偶则舍弃"的规则将多余数字进行修约，最后根据误差传递规律进行有效数字的运算。几个数据相加减时，和或差有效数字保留的位数，应以小数点后位数最少（绝对误差最大）的数据为依据；几个数据相乘除时，积或商有效数字保留的位数，应以相对误差最大（有效数字位数最少）的数据为准，即在运算过程中不应改变测量的准确度。

4. 正确的数字修约可以导致不确定度呈均匀分布，达到简化计算并准确表达测量结果的作用，还需注意的是不允许连续修约，多次连续修约将会产生不确定度的累积。

现场检测文书示例

一、原始记录模板

××× **卫生监督所**　　　　　共 页 第 页

现场快速检测原始记录（水质）　　编号

检测性质	□日常监督	□突发事件	□活动保障	□委托	□其他

送检单位/被检测单位			接样日期	
样品名称		样品状态	样品编号	
检测地点		检测环境	完成日期	
检测依据				
所用仪器	（名称、型号、编号）			

检测结果

检测项目	样品编号	仪器测定值		检测结果（法定计量单位）	备注（如样品稀释、未检出要标明方法检出限等）
		平行1	平行2		

检测人：　　　　　　被检测单位陪同人：　　　　　　复核人：

检测原始记录、检测报告等合并存档。

149

×××　　**卫生监督所**　　共 页 第 页

现场快速检测原始记录（公共场所室内空气）　编号

被检测单位　　　　　　　　　样品名称　　　　　　　　　样品编号

检测性质　□日常监督　□突发事件　□活动保障　□委托　□其他_____

检测项目	检测依据	仪器名称型号	仪器编号
布点情况 简述或简图			

检测环境条件：

检测项目	仪器测定值（检测点）			检测结果 （法定计量 单位）	备注（修正系数／校 准因子、未检出要标 明方法检出限等）

检测时间：

检测人：　　　　　　　被检测单位陪同人：　　　　　　复核人：

检测原始记录、检测报告等合并存档。

××× **卫生监督所**

共 页 第 页

现场快速检测原始记录（学校卫生）

编号

样品名称：　　　　　　　　　数量：　　检测日期：

样品标记：

被检测单位名称：

被检测单位地址：

检测性质：　　□日常监督　□突发事件　□活动保障　□委托　□其他_____

检测项目：

检测地点及环境条件　　　　　　　温度：　　湿度：

检测依据：

检测仪器：

检 测 记 录

一、照度

编号	检测地点	检测表面	多媒体是否开启	各点照度值（lx）									平均值lx	校准值lx	均匀度
				1	2	3	4	5	6	7	8	9			

注：遮蔽门窗，开启教室照明 10 分钟以上；检测黑板面照度时，将黑板划分成 0.5m×0.5m 的矩形网格，在每个网格中心点用照度计测量照度；检测课桌面照度时，从第一排课桌前缘开始将教室划分成 2m×2m 的矩形网格，在每个网格中心点用照度计测量课桌面照度。

二、灯桌间距

编号	检测地点	灯桌间距（m）

三、反射比

编号	检测地点	检测表面	入射照度（lx）			反射照度（lx）			反射比			反射比均值
			1	2	3	1	2	3	1	2	3	

注：检测黑板面反射比时，需关闭教室照明，使用自然采光，将黑板垂直分成四等份，取三条等分线的中点为测定点分别测定入射照度和反射照度后分别计算反射比求平均值。（检测墙面反射比时则选择不受光直接照射的被测墙面（后墙或侧墙），将墙壁分为左、中、右，取 3 个测定点，左、右测定点需离其相邻墙面相接处 10~20cm）

四、窗地面积比

编号	检测地点	窗面积（m²）	地面积（m²）	窗地面积比

五、人均面积

编号	检测地点	长（m）	宽（m）	面积（m²）	容纳学生数	人均面积（m²/人）

六、黑板尺寸

编号	检测地点	黑板高度（m）	黑板宽度（m）

七、黑板悬挂高度

编号	检测地点	黑板下边缘与讲台地面垂直距离（m）

八、课桌椅分配符合率

编号	检测地点	抽查学生姓名	身高（cm）	课桌高度（cm）	课椅高度（cm）	课桌与身高是否符合	课椅与身高是否符合	课桌椅分配符合率（%）

<table>
<tr><td colspan="2" align="center">× × ×   卫生监督所</td><td>共 页 第 页</td></tr>
<tr><td colspan="2" align="center">现场快速检测原始记录（学校卫生）</td><td>编号</td></tr>
</table>

九、教室温度

编号	检测地点	温度（℃）	校准值（℃）

注：被测教室需为正常使用状态并关闭门窗，将温度计感温部分置于教室中央距地面 1.0m 处，经过 5 分钟后读数。

十、教室空气质量

编号	检测地点	面积（m²）	检测项目	布点 1 检测值			布点 2 检测值			平均值	校准值	换算值
				1	2	3	1	2	3			
			CO_2									
			PM10									—
			甲醛									

注：被测教室需为正常使用状态并关闭门窗，距离地面 0.8~1.2m 设点，且根据被测面积大小布点，50m² 以下选取教室中央为监测点；50~100m² 可选择对称布点；100m² 以上可选择交叉、斜线或梅花布点。记录时需注明读数单位，如需换算则按 CO_2 浓度 %=ppm × 0.0001；甲醛浓度 mg/m^3=ppm × 1.34。

测试人   复核人

    年   月   日   年   月   日

被检测单位陪同人：

检测原始记录、检测报告等合并存档。

×××　　　　**卫生监督所**　　　　共 页 第 页

现场快速检测原始记录（放射性 α、β 表面污染检测） 编号

检测性质	□日常监督	□委托	□其他_____		
被检测单位					
检测地点		检测环境		℃	kPa
检测依据					
所用仪器	（名称、型号、编号）		表面活度响应值 R（检测仪器生产厂家给出）		
核素类型					

检测结果

序号	检测位置	表面污染水平 Bq/cm²		平均值读数值 Bq/cm²	报告值 （Bq/cm²）	备注
本底值	Noβγ					
	Noγ					
1	Nβγ					
	Nγ					
2	Nβγ					
	Nγ					
3	Nβγ					
	Nγ					
布点示意图						

$$A = [(Nβγ - Nγ) - (Noβγ - Noγ)]/R (Bq/cm^2)$$

检测人：　　　　　　　被检测单位陪同人：　　　　　　　复核人：

检测原始记录、检测报告等合并存档。

×××　**卫生监督所**　　共 页 第 页

现场快速检测原始记录（医院诊断 X 射线机场所防护检测）编号

检测性质	□日常监督	□委托	□其他		

被检测单位	

检测地点		检测环境	℃　　　　kPa

检测依据	

所用仪器	（名称、型号、编号）

检测条件	

管电压 kV		管电流 mA		曝光时间	
校准因子		散射模体		仪器响应时间	

检测结果

序号	检测位置	测量值（μSv/h）	测量平均值（μSv/h）	报告值（μSv/h）	备注
	本底值				
	东墙外				
	南墙外				
	西墙外				
	北墙外				
	顶棚上方				
	地板下方				
	控制室门				
	病人通道门				
	观察窗				
布点示意图					

报告值 =（测量平均值 – 本底值）× 校准因子 × 仪器响应时间修正系数 k

（当曝光时间 < 响应时间时，应乘以仪器响应时间修正系数）

其他摄影机（DR、CR、普通 X 射线摄影机）：

年有效剂量 =（测值 – 本底）× C_f × k ×（摄影条件电流 /100mA）× 年工作时间

检测人：	被检测单位陪同人：	复核人：

检测原始记录、检测报告等合并存档。

二、检测报告模板

××× **卫生监督所** 共 页 第 页

现场快速检测报告 编号

被检测单位名称: 被检测单位地址:

样品名称: 样品现状及数量:

检测性质: □日常监督 □突发事件 □活动保障 □委托 □其他_____

检测依据: 判断依据:

主要仪器设备:

检测日期: 报告日期:

检测项目和结果

检测项目	检测结果（单位）			标准限值（单位）	备注
	检测点 1	检测点 2	检测点 3		

检测结论：

检测人： 签发人： 单位签章

本报告一式二联,第一联与原始记录一起存档 第二联交被检测单位

三、作业指导书模板

×××卫生监督所	文件编号			
	编制		审核	
公共场所一氧化碳测定 作业指导书	批准		执行日期	
	受控状态		页码	

1　目的

本作业指导书用于指导公共场所一氧化碳浓度的测定操作,保证测定数据的准确性、可靠性。

2　检测依据

《公共场所卫生检验方法　第 2 部分:化学污染物》GB/T 18204.2—2014

《公共场所卫生检验方法　第 6 部分:卫生检测技术规范》GB/T 18204.6—2013

3　适用范围

适用于各类公共场所一氧化碳浓度的测定。

4　使用的仪器和设备

4.1　GXH-3011A 型便携式红外线分析器技术指标

4.1.1　测量范围:$0 \sim 50.0 \times 10^{-6} CO$

4.1.2　线性度: $\leqslant \pm 2\% F \cdot S$

4.1.3　重复性: $\leqslant 0.5\%$

4.1.4　预热时间:10min

4.1.5　零点漂移: $\leqslant 2\% F \cdot S/h$;跨度漂移: $\leqslant \pm 2\% F \cdot S/3h$

4.1.6　上升时间: $t_{0\%} \sim t_{90\%} \leqslant 40s$ (l/min); $t_{0\%} \sim t_{90\%} \leqslant 20s$ (3L/min)

4.1.7　指示噪音: $\leqslant 0.3\% F \cdot S$;干扰误差: $\leqslant \pm 0.5\% F \cdot S$

4.1.8　环境温度:0~35℃;环境湿度:<85%RH

4.1.9　供电: $220VAC \pm 22VAC$; $6V \pm 0.6DC$;功率: $\leqslant 9W$

4.1.10　重量: $\leqslant 3.3kg$;外形尺寸:长 × 宽 × 高 =245mm×190mm×85mm

4.2　方法原理

5　方法步骤

5.1　记录现场环境温度、湿度。

5.2　检测布点设置:依据《公共场所卫生检验方法　第 2 部分:化学污染物》GB/T 18204.2—2014、《公共场所卫生检验方法　第 6 部分:卫生检测技术规范》GB/T 18204.6—2013 的规定。

5.2.1　采样布点

5.2.1.1　室内面积不足 50m² 的设置 1 个测点,50~200m² 的设置 2 个测点,200m² 以上的设置 3~5 个测点。

5.2.1.2 室内 1 个测点的设置应在中央,2 个采样点的设置在室内对称点上,3 个测点的设置在室内对角线四等分的 3 个等分点上,5 个测点的按梅花布点,其他的按均匀布点原则布置。

5.2.1.3 测点距离地面高度 1~1.5m,距离墙壁不小于 0.5m。

5.2.1.4 测点应避开通风口、通风道等。

5.2.2 各类公共场所空气检测的要求

5.2.2.1 旅店业空气检测的要求见表 1。

表 1 旅店业客房空气检测要求

客房间数(间)	≤100	>100
采样点数(个)	客房数 3%~5%	客房数 1%~3%
检测频次	检测为 1 天,上、下午各检测 1 次;经常性卫生检测为随机检测。	

注:采样的客房数量不得少于 2 间,每间客房布 1 个检测点。

5.2.2.2 文化娱乐场所空气检测要求见表 2 和表 3。

表 2 影剧院、音乐厅、录像厅(室)等空气检测要求

座位数(个)	<300	300~500	501~1000	>1000
采样点数(个)	1~2	2~3	3~4	5
检测频次	检测为 1 天,在 1 天中检测 1~2 场,每场开映前 10 分钟、开映后 10 分钟和结束前 10 分钟各检测 1 次;经常性卫生检测只随机检测 1 场,开映前 10 分钟、开映后 10 分钟和结束前 10 分钟各检测 1 次。			

表 3 游艺厅、歌舞厅等空气检测要求

面积(m²)	<50	50~200	>200
采样点数(个)	1	2	3~5
检测频次	检测为 1d,在 1d 中营业的客流高峰和低峰时各检测 1 欠;经常性卫生检测为随机检测。		

5.2.2.3 理发店、美容店空气检测的要求见表 4。

表 4 理发店、美容店空气检测要求

座位数(个)	<10	10~30	>30
采样点数(个)	1	2	3
检测频次	检测为 1 天,在 1 天的营业时间内检测 2~3 次;经常性卫生检测为随机检测。		

5.2.2.4　公共浴室、游泳馆检测的要求见表 5。

表 5　公共浴室、游泳馆空气检测要求

面积（m²）	<50	50~200	>200
采样点数（个）	1	2	3~5
检测频次	经常性卫生检测在场所营业的客流高峰时段检测 1 次		

注：场所营业面积应按不同功能（如更衣室、休息室、浴室、游泳池等）分别计算。

5.2.2.5　体育场（馆）检测的要求见表 6。

表 6　体育场（馆）空气检测要求

观众座位数（个）	<1000	1000~5000	>5000
采样点数（个）	2	3	5
检测频次	经常性卫生检测为随机检测。		

5.2.2.6　展览馆、博物馆、图书馆、美术馆、商场（店）、书店、候车（机、船）室、餐饮等场所空气检测的要求见表 7。

表 7　展览馆、博物馆、图书馆、美术馆、商场（店）、书店、候车（机、船）室、餐饮等场所空气检测的要求

面积（m²）	<200	200~1000	>1000
采样点数（个）	1	2	3
检测频次	经常性卫生检测为场所营业的客流高峰时段随机检测 1 次。		

5.2.2.7　其他公共场所按照相应专业特点参照执行。

5.3　准备工作

5.3.1　检测人员每次对仪器领用时应注意其是否在有效使用期内，是否正常使用，做好借用登记记录。

5.3.2　带好现场检测原始记录纸、采样单、黑色水笔等现场检测资料和采样仪器设备。

5.4　GXH-3011A 型便携式红外线分析器测量操作步骤

5.4.1　启动：交流电供电时将稳压电源标准插头插在仪器面板的"POWER"插座上，将"BAT.EXT"转换开关拨到"EXT"处，直流供电时则拨到"BAT"处。按下"ON/OFF"，红色指示灯亮，将"TEST"开关向上扳动，仪器表头指示电源电压。（外接供电时电压要大于 6V，如太低应加交流调压器或稳压器；电池供电时电压应大于 5.8V，否则需要充电。）如仪器电压指示正常，将"TEST"开关扳下,预热 5 分钟。(冬季可适当延长预热时间。)

5.4.2　校零点:将仪器侧面板上的圆形切换阀旋钮拧到"零点"位置,打开"PUMP"开关,黄色指示灯亮,约两分钟后表头指示稳定在"0"附近,如不是"0"则缓慢旋动面板上"ZERO"电位器,将指示调为"0"(如在"0.5"以下"0"以上可不必调)

5.4.3　校终点:调好零点后,关上泵开关,将仪器侧面板上的圆形切换阀旋钮拧到"测量"位置。将减压阀装在标准气瓶上旋紧,气嘴接橡皮管。打开标准气总阀,缓慢旋动减压阀杆,这时气体流量大约为 0.5 升 / 分,将皮管插到仪器入口 IN 处,使表头显示值上升,约 1 分钟后稳定,调终点电位器使显示值与标准气值相等。关上减压阀再关气瓶总阀。打开泵开关将标气排出,当指示小于 5ppm 时再将切换阀拧到"零点"处,指示回到"0"附近,终点就校好了。

5.4.4　测量:将取样探头用皮管与入口相接,便可将被测环境中的气体抽入仪器内,从显示器上能直接读得被测气体 CO 的浓度值。测量第二个数时,不需要再回零,将探头指向被测处,直接测量第二个数据。1 小时后,可回零检查。零点变化较大时,可以旋动零点电位器调零。

5.4.5　关机:按下"ON/OFF",红色指示灯熄灭,将切换阀置于"零点"位置(这样将仪器内部气路封闭以保护气路和过滤剂不失效),并且放入箱内时,请将"BAT.EXT"开关拨到"EXT"处,以防"POWER"开关受挤压误打开而将电池的电放光。

5.4.6　充电:仪器内部设有充电线路,所以只要将稳压电源插在"POWER"处,另一端接 220V,将"BAT.EXT"开关拨在"BAT"处,"ON/OFF"开关与"PUMP"开关均处于"关",此时仪器便在充电状态,充电电流约 200mA。完全放电后的电池(5.5V 以下)需 16~20 小时即可充满。注:本仪器选用高容量免维护电池,无记忆特性,不必放光电再充电,可随时充电。如电池电压显示 5.8V 时,只需要充电 4 小时即可充到 6V 以上。

5.4.7　过滤剂的更换:

5.4.7.1　仪器的过滤剂选用的是霍加拉特,它是一种室温 CO 催化剂,能在常温下将 CO 催化成 CO_2,长期使用后,效力会降低。表现在仪器上就是回零缓慢或指示偏低。本仪器所用过滤器三年之内不必更换。

5.4.7.2　更换过滤剂时,将过滤器盖逆时针方向拧开,使过滤器口朝下方,并将仪器前后、左右摇晃,使过滤剂倒干净。将倒出的过滤剂放在瓷盘中加热到 100℃左右,恒温 4 小时,冷却致室温后再倒入过滤器中。须注意:上过滤器盖之前要用酒精棉球将过滤器口的密封棉擦拭干净然后慢慢地顺时针方向将过滤器盖拧紧。

6 测量记录

6.1 填写采样单

6.2 数据处理:对于测得的一氧化碳浓度(ppm)可按下面公式换算成的质量浓度(mg/m³)

$$c = \frac{C_p \times T_0}{B \times (273+T)} \times M$$

式中:c——CO 的质量浓度,单位为毫克每立方米(mg/m³);

C_p——CO 的体积分数,单位为毫升每立方米(ml/m³),数值上等于 ppm;

T_0——标准状态的绝对温度,273K;

B——标准状态下(0℃,101.3KPa)气体摩尔体积,B=22.4L/mol;

T——现场温度,单位为摄氏度(℃);

M——CO 的摩尔质量,数值为 28,单位为克每摩尔(g/mol)

6.3 结果表达:一个区域的测定结果以该区域内各测点测量值的算术平均值给出。

6.4 结果评价

依据《旅店业卫生标准》(GB 9663—1996);《文化娱乐场所卫生标准》(GB 9664—1996);《公共浴室卫生标准》(GB 9665—1996);《理发店、美容店卫生标准》(GB 9666—1996);《商场(店)、书店卫生标准》(GB 9670—1996);《医院候诊室卫生标准》(GB 9671—1996);《公共交通等候室卫生标准》(GB 9672—1996);《公共交通工具卫生标准》(GB 9673—1996);《饭馆(餐厅)卫生标准》(GB 16153—1996)等标准评价。

7 期间核查

使用仪器比对方法,期间核查时间根据仪器管理员安排计划进行,每次做好核查记录。

8 注意事项

8.1 检测人员在使用过程中出现异常或故障,应及时向科室负责人汇报,做好及时维修(护)。

8.2 检测人员每次对仪器使用完毕后应书写使用记录,及时归还给仪器管理员,由仪器管理员做好登记。

现场快速检测应用案例

一、重大活动保障

某国际性运动会在某直辖市举行。作为保障队伍之一，卫生监督机构采用"市区联动、区间联动、全市统筹、全程现场快速检测"的工作机制，坚持赛前预防性卫生风险评价与赛会现场高风险环节重点监控结合、现场快速检测与现场监督检查结合的工作模式，及时发现并消除了潜在的公共卫生安全隐患。

（一）准备工作

1. 撰写保障方案，确定工作模式和工作职责。制定《××××运动会卫生监督总体工作方案》和《卫生监督保障现场快速检测实施方案》，确立"一支队伍、全程检测、全市统筹、整体联动"的工作思路，成立涵盖市、区两级现场快速检测人员的现场快速检测组，全面负责东亚运动会卫生监督赛会前期卫生风险评价及赛会运行保障期的现场快速检测工作。主要职责如下：

（1）完善现场快速检测及采样点设置，合理调配仪器设备及检测车，安排现场快速检测人员开展检测。

（2）科学设置检测指标，完成各接待酒店、赛会赛点样品的卫生风险评价及赛会期间现场快速检测任务。

（3）强化现场快速检测质量控制工作，确保检测数据的真实可靠。

（4）开展现场快速检测技术支持服务、设备维护及试剂耗材配置。

（5）统筹调配车辆，安排检测人员住宿及饮食，做好后勤保障工作。

2. 制定"七个统一"原则，保证检测工作稳定、协调、结果可控。在保障筹备期间，市级卫生监督机构根据保障点位、时间、指标数量科学筹划，确立"统一调配各点检测人员和检测设备、统一招标采购和分配保障用试剂、耗材、防护用品、统一培训检测人员、统一原始记录表格、统一上报检测数据、统一分析反馈检测结果、统一组织现场质量控制"七项原则，共同保证检测用设备、试剂、耗材的可控、检测人员的可控和检测数据的可控。

3. 培训检测人员，明确工作任务和工作要求。由市级卫生监督机构统一组织对全体检测队业务培训。培训内容包括组织要求、调度要求、流程要求、结果上报与反馈要求、各指标检测技术、检测流程、记录填写、异常值处置等，同时下发统一的作业指导书和原始记录表格，并为每个区县监测点指定一名联络员，负责检测全程的协调、布置、反馈和服务工作。

4. 检测工作两步走，科学设立检测指标。为确保接待酒店及赛点的公共场所卫生、生活饮用水安全，卫生监督现场快速检测工作分两步进行。

（1）隐患排摸阶段：赛会前期，开展三次全市接待宾馆酒店及赛会赛点的公共场所、生活饮用水风险评价工作。评估对象涵盖所有接待酒店、比赛场馆，评估内容包括游泳池、住宿场所、比赛场馆、生活饮用水等部分，评估指标包括所有常规检测项目。借此提前发现卫生安全隐患，及时采取控制措施，保证赛会前整改所有问题，并根据各论检测结果逐渐缩小检测指标数量。

在风险评价阶段，市级卫生监督机构组织对各检测点检测结果的现场质量控制，发现问题及时纠正，必要时进行二次培训和考核，以确保检测结果的可信度。

（2）现场保障阶段：赛会期间，现场快速检测人员根据赛会卫生监督保障总体的工作安排和部署开展检测工作，具体的检测指标、采样数量、检测任务根据大型活动保障总体方案和三次风险评估结果制定。总体原则是高风险、高关注度指标每日测（如表面洁净度、微生物指标、消毒液有效氯、生活饮用水常规指标、游泳池水等），一般性指标隔日测（如空气指标），稳定性指标每周测（如紫外线灯管辐射强度）。检测过程中一旦发现卫生风险，由卫生监督员现场采取处置措施。

赛会期间对检测结果的处置有三项要求：一是要求检测数据实时反馈现场监督员，由监督员负责对现场的处置；二是要求将检测结果异常的样品送至市所复检，复检结果仍异常的再送至市 CDC 进行确认；三是要求每日所有检测点的数据统一上报至市级卫生监督机构进行汇总分析后反馈至领导小组。

（二）保障基本情况

1. **检测点情况**　赛会卫生监督保障共计涉及 28 家接待酒店和 23 家比赛场馆。全市共计设置现场快速检测设置检测点 26 个，派出市、区两级现场快速检测人员 84 名，现场快速检测车 19 部，涵盖 52 个接待酒店、比赛场馆。布置 ATP 荧光检测仪台式机、手掌机、水质检测仪、甲醛检测仪等公共场所、生活饮用水检测仪器 300 余台。最终确保每一个检测点"一套检测仪器，两名检测人员，共用一部检测车，辐射多个接待单位，覆盖生活饮用水、公共场所卫生检测"的要求。

2. 指标设置与筛选 将酒店公共场所和比赛场馆设置为一级指标,一级指标下设若干个二级指标,二级指标下设一系列三级指标。

东亚运动会卫生监督保障现场快速检测主要指标设置情况

一级指标	二级指标	三级指标
接待酒店	工具及容器清洗	表面洁净度
	消毒液有效氯	有效氯浓度
	生活饮用水	亚硝酸盐、总硬度、余氯、总溶解性固体、浊度、微生物总数、pH
酒店公共场所	空气质量	一氧化碳、二氧化碳、甲醛、苯、甲苯、二甲苯
	微小气候以及	空气温度、相对湿度
	消毒效果	杯饮具表面洁净度
	末梢水（二次供水）	亚硝酸盐、总硬度、余氯、总溶解性固体、浊度、微生物总数、pH
	游泳场所	游泳水微生物总数、pH、游泳水温度、游泳水余氯、游泳水浊度、尿素、浸脚池水有效氯浓度
比赛场馆	空气质量	一氧化碳、二氧化碳、甲醛、苯、甲苯、二甲苯
	游泳池水质	游泳水微生物总数、pH、游泳水温度、游泳水余氯、游泳水浊度、尿素、浸脚池水有效氯浓度
	场馆末梢水	亚硝酸盐、总硬度、余氯、总溶解性固体、浊度、微生物总数、pH

各二级指标下所属三级指标作为筛选对象,各轮三级指标删除依据为全市合格率≥95%,对于该项指标不合格的个别单位,在两轮评价之间督促其进行整改,在下一轮评价中再次检测直至合格。每轮风险评价对各指标进行一次检测,运行期对多数指标每日检测,个别指标按风险发生可能确定检测间隔。

（三）成效分析与经验总结

赛会监督保障期间,全市卫生监督机构现场快速检测采用"一支队伍、全程检测、全市统筹、整体联动"的工作模式,通过三次风险评价提前排查接待单位在设施和管理上的缺陷,做到早发现、早决断、早整改,保证了赛会的顺利举行。

1. 预防在先,有效规避,风险评价在卫生保障活动中意义重大。利用现场快速检测技术开展对大型活动接待宾馆酒店、公共场所以及生活饮用水进行风险评价是赛前评价和衡量酒店、比赛场馆接待能力,发现潜在卫生风险因素的重要方法。在前期的三次风险评价过程中,现场快速检测人员和驻点的监督员密切配合,对接待宾馆酒店的生活饮用水、公共场所卫生进行了全方面检测,指标全面,检测细致,有效的发现了存在的风险因素并及时告知被检单位采取措施整改纠正。通过三次风险评价与整改纠正,总指标检测合格率、各分项检测指标合格率逐步上升。同时,在检测过程中,现场快速检测人员的检测能力、协调配合水平、对环境的熟知程度也得到了进一步提升,为赛会正式开始后,现场快速检测工作的有效运行打下了良好的基础。

2. 严把细节,突出重点,全程跟踪式现场快速检测使检测工作保障到位。赛会期间,各个检测点的现场快速检测人员严格检测工作方案要求,对现场快速检测指标进行认真检测,检测指标覆盖生活饮用水和公共场所卫生。检测过程中,现场快速检测人员协调配合,严把细节、重要环节和关键控制点,从样品采样、仪器操作、结果判断、数据记录上做到规范细致,一丝不苟。对于在检测过程中发现的问题,及时将检测结果反馈至驻会监督员,以便监督员及时采取有效措施。

3. 市区联动,区间联动,现场快速检测"全市一盘棋模式"成效显著。保障期间,全市建立"市区联动 区间联动 全市统筹 全程现场快速检测"的工作机制,在监督保障过程中做到统一指挥,统筹协调。

(1)在仪器设备使用方面,将全市现场快速检测仪器综合调配。

(2)抽调全市80余名现场快速检测人员保障期间组建现场快速检测团队,由市所统一进行安排。

(3)遇有临时增加检测点的情况,抽调部分检测技术能力强、经验丰富的现场快速检测人员临时支援开展检测工作。

(4)同时,区县各个检测点的检测数据由市所统一收集、汇总、分析以及汇报。

(5)此外,市所建立现场快速检测技术指导小组,负责全市各个检测点的仪器设备问题的解答,负责开展对检测点超标样品的复检,及时补充检测点实际耗材并开展区县巡查及质量控制工作。

4. 现场快速检测团队检测信息实时互通机制确保检测情况及时掌握。现场快速检测团队在保障期间通过四途径确保信息互通,随时掌握各个检测点工作情况。

(1)统一收集检测数据:由市所专人对检测点上报检测原始记录进行统计汇总。

(2)及时反馈超标数据:要求各检测点检测人员对检测过程中发现的严重超标数据及时向市所现场快速检测人员进行反馈,同时将可疑样品送至市所保障与技术处复检。

（3）迅速解决检测点问题：现场快速检测团队技术人员对各个检测点上报的超标问题进行技术指导和分析，适时进入检测点指导检测工作，并对样品进行重复检测。

（4）保障例会通报：对于经过复检后检测依旧严重超标检测数据，在次日保障工作例会上予以通报。通过形成"定时上报、有效反馈、迅速响应、及时解决"全市实时联动的信息通路，现场快速检测团队及时互通信息，对敏感指标进行重点检测，对异常情况进行迅速反应，对检测要求和处置措施进行及时响应，为东亚运动会卫生安全保障工作提供了强有力的技术支撑。

二、突发事件处置

（一）学校饮水卫生突发事件应急处置

郑州市某区卫生监督所接到举报电话，某中学早晨 7:20 左右在学生公寓楼洗漱室发现水质浑浊，有异味，排放 10 分钟后水质仍无改观。

卫生监督员通知校方立即停水等候处置；通知应急小分队按照应急预案的要求立即赶往事发地点；与相关单位做好配合；保持通讯畅通，随时报告事态发展及处置情况。

监督员在第一时间内到达事发中学，立即落实现场控制和临时供水措施。

监督员向该校负责人及生活饮用水卫生管理人员了解事发情况，勘察二次供水设施，主要包括蓄水设施密封情况、溢水管设置是否符合规定、二次供水设施周边环境卫生状况等。

监督员对水样进行游离余氯、浑浊度、色度、臭和味等水质指标的快速检测；同时，采集水样送往疾控中心进行实验室检测。

经询问和现场勘察，该校暑假前二次供水设施完好、运转正常，生活饮用水水质及周围环境卫生状况良好。该校今年未对公寓楼蓄水设施进行清洗、消毒，暑期未对该蓄水设施中的水进行更换。无人员出现身体不适等情况。

现场快速检测结果：事发公寓末梢水样游离余氯小于 0.01mg/L，浑浊度为 8 度，色度为 16 度，有异味。其他采样点水质未发现异常。

初步判断本次事件是由于暑期时间较长，新时代中学二次供水设施一直处于停止供水状态、二次供水设施长时间未进行清洗消毒、未对水箱内储水进行更换，加之气温较高，致使蓄水池水变质，启动供水设施时将蓄水设施中沉淀物冲起，致使水的感官指标发生变化。

监督员现场下达《卫生监督意见书》：要求立即停止供水，同时采取临时供水措施，保证临时供水水质符合《生活饮用水卫生标准》，立即对二次供水设施及输水管线进行彻底的清洗消毒,彻底消除隐患后,连续水质检验 2 次合格后,方可恢复供水。

采样送检结果:事发公寓末梢水样浑浊度、色度、臭和味及部分微生物指标超标。其他采样点水质检测结果均符合国家相关标准。

综上所述,该校以上行为违反了《中华人民共和国传染病防治法》第二十九条,《生活饮用水卫生监督管理办法》第六条的规定,为学生提供不符合国家《生活饮用水卫生标准》(GB 5749—2006)的生活饮用水,事实清楚、证据确凿,依据《中华人民共和国传染病防治法》第七十三条的规定,给予该校罚款人民币一万元整的行政处罚。

(二)学校教学环境突发事件应急处置

某日晚间、某小学学生先后出现眼睛刺痛、流泪、喉咙刺痛、咳嗽、头晕等症状,家长于当天晚间陆续将学生送至学校附近某医疗机构就诊,医疗机构负责人发现相似症状学生人数众多,随即立即拨打便民热线反应该问题。辖区卫生监督机构接到来电,了解并记录大概情况后,及时启动应急预案,调动应急人员及物资,负责学校卫生监督的卫生监督员连夜前往医疗机构了解情况。

卫生监督员达到该医疗机构后了解到,前来就诊的学生临床表现一致,均疑似某种气体引起的皮肤黏膜刺激症状。出现症状的学生均为某小学一年级新生,均在同一间阶梯教室参加开学典礼。卫生监督员决定立即携带温湿度计、二氧化碳检测仪、甲醛检测仪、光离子化检测仪等现场快速检仪器设备前往该学校进行现场踏勘检测。

卫生监督员到达该学校举行新生入学典礼的阶梯教室后,进入教室后立刻闻到刺鼻的气味。经现场勘查该教室前后各有一出入口,南北两侧各有窗户 3 扇,无机械送新风装置。墙壁上的隔音板为合成板材,地面为瓷砖,教室使用的固定桌椅框架均为铁质,桌面、椅面和椅背均为合成板材制造。

卫生监督员通过问询了解到:该阶梯教室兼做会议室使用,已使用多年,墙体老化,设施陈旧,不能满足正常的教学和会议需要,校领导决定于当年暑假期间对其进行重新装修,装修施工共计 23 天,以便在新生入学典礼时使用。装修内容包括主席台墙面贴壁纸、前后墙面贴吸音板,地面铺设地砖,更换全部桌椅,安装新的多媒体和音响设备等。阶梯教室装修改造工程装修由某装修公司承包,承包商提供隔音板的出厂合格证和检测报告,但无法提供桌椅的生产商,桌椅包装也没有写明其地址与联系方式。开学典礼前夜学校值班教师打开该阶梯教室门窗通风,开学典礼当日上午新生报到,下午 2 点新生入学典礼举行,由于当时气温较高,典礼期间空调开启,门窗全部关闭,典礼共进行 2 个小时。典礼结束师生离场后,相关人员立即锁闭门窗。

卫生监督员了解上述情况后,责令学校工作人员先将门窗打开进行通风,待室内无刺鼻气味后将门窗关闭,空调开启,模拟开学典礼当时的环境条件。2 小时后,卫生监督员按照相关检测标准使用现场快速检测技术对该教室空气指标进行布点、检测。检测结果为:该教室面积 346m²,教室高度最高处 6.5m、最低处 2.6m。空气温度 27.1℃、相对湿度 58%,甲醛浓度为 1.039mg/m³,二氧化碳浓度 0.16%,总挥发性有机物 1.127mg/m³,检测结果显示甲醛浓度疑似严重超标,卫生监督员立即对现场进行封存并将教室使用的可能含有甲醛的隔音板及固定式桌椅板材现场封装并送实验室检测。

经实验室检测,送检隔音板符合相关卫生标准,但桌椅的合成板材甲醛超标。卫生监督员对该校下达《卫生监督意见书》,责令该校立即更换全部不合格桌椅。

（三）游泳池水突发事件应急处置

某日上午 11 时,某区卫生监督机构接到来电反映,某社区事务服务中心游泳池游泳者泳后出现身体不适情况。区卫生行政部门立即组织辖区卫生监督机构和疾病预防控制中心赶赴现场进行调查。

经调查了解,当日上午 9 点 30 分,该游泳池接待第一批泳客,共约 200 人,10 点 30 分第一批泳客结束游泳后有 29 名泳客自诉胸闷、咽喉不适等症状,该中心立即将身体不适的泳客就近送医治疗。其中 12 周岁以下的有 12 人,12 周岁以上有 17 人,其中男性 17 人,女性 12 人,最小的 4 岁,最大的 58 岁。29 位就诊者就诊时生命体征平稳,精神尚可,诊断为轻微氯气中毒,有 1 人短暂给予吸氧外,其余 28 人均没有进一步治疗的指征。

现场查见该游泳场所安装了水质循环净化、消毒设备,消毒设备正常运行中。经现场检测大池浅水区余氯浓度为 0.89mg/L、深水区余氯浓度为 0.71mg/L;小池池水余氯浓度为 1.12mg/L,不符合卫生标准。针对泳池池水余氯指标不符合卫生标准事项出具《卫生监督意见书》,要求该中心做好游泳池水水质卫生管理。

隔日,区卫生监督机构再次对事发社区事务服务中心泳池进行监督复查,就该泳池在事件发生后有关整改措施的落实情况、游泳池循环净化消毒设施设备运行情况及日常卫生管理等情况等开展检查。

现场查见游泳池对开放期间的池水水质自检结果进行了公示,相关水质循环净化、消毒设备正常运行中。同时,卫生监督员对游泳池大池的深水区、浅水区以及小池池水的余氯指标进行了现场检测,检测结果分别为 0.46mg/L、0.45mg/L、0.31mg/L,均符合游泳场所卫生标准。

　　卫生监督员就整改措施落实和日后长效管理与泳池负责人进行了沟通。要求经营方加强企业自律,强化内部管理,落实相关措施(包括泳前体检、督浴、水质自检等游泳池相关卫生管理制度);控制泳客入场人数;加强水质自检,落实通风设施设备。

53检